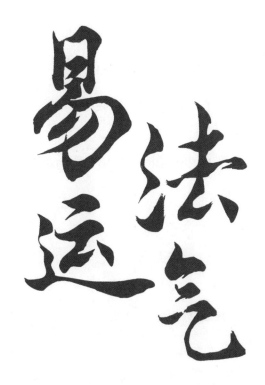

易法运气

张志伟 著

U0194274

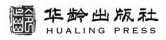

华龄出版社

HUALING PRESS

图书在版编目（CIP）数据

易法运气 / 张志伟著. -- 北京 : 华龄出版社,
2023.1
ISBN 978-7-5169-2412-9

Ⅰ．①易… Ⅱ．①张… Ⅲ．①运气(中医)–研究
Ⅳ．①R226

中国版本图书馆CIP数据核字(2022)第217645号

责任编辑 梅剑　　　　　　　　　　**责任印制** 李末圻

书　名	易法运气	作　者　张志伟

出　版
发　行　华龄出版社 HUALING PRESS

社　址	北京市东城区安定门外大街甲57号	邮　编	100011
发　行	（010）58122255	传　真	（010）84049572
承　印	三河市铭诚印务有限公司		
版　次	2023年4月第1版	印　次	2023年4月第1次印刷
规　格	710mm×1000mm	开　本	1/16
印　张	16	字　数	300千字
书　号	ISBN 978-7-5169-2412-9		
定　价	88.00元		

目 录

前　言

"知其要者，一言而终，不知其要，流散无穷。"

——《黄帝内经》

"易法运气"的体系其实是在我多年研究五运六气、中医理论，以及传统文化的基础上建立起来的。起初对于五运六气的研究和理解还是在《黄帝内经》运气七篇的基础上，只是后来在研究运气七篇的时候，我发现整个运气学说的系统有很多漏失，或者说有很多被隐没掉的关键节点。所以后来我就多方查阅资料，结合自己对于传统文化的一些认知和理解，重新梳理、完善了运气学说的内容，但是经过完善后的五运六气和原本的五运六气其实已经有了很大的不同。比如说，常规的五运六气只讨论经年（当下的年份）年份的中运、主运、客运，司天、在泉、主气、客气的运动变化，并在此基础上对气候的变化、人体生理病理的演变趋势做推导，而忽略了人出生之时的运气状态及与当下年份运气相互作用的阐述。因而我所提出的"易法运气"，不仅仅考虑了常规的五运六气，还将每个人的先天体质的状态也考虑了进去，并且区别于传统概念里五运六气的粗枝大叶。"易法运气"首先聚焦于每个人详尽的先天体质分析，并在五运六气推导到节气的基础上，进一步推导到日和时。人禀天地精气而生，天为穹庐笼盖四野，人居于天地之中，自然也就会受到天地之气的影响。

学习中国的传统文化，首先要有中国传统文化建立背后的逻辑。比如大家上学都学过的"盘古开天辟地"，其实就是一个我们中国古人如何认识世界的逻辑图。盘古开天辟地之后，力竭而亡。他的双眼化作了日月，他的肌肉化作了土壤，他的骨骼化作了山峦，他的血液化作了江河，他的皮毛化作了草地森林……所以古人认为的天人合一是什么？古人认为的天人合一其实就是指人生于天地而又回归于天地，就是人的一切都是禀着天地之气所化的物质而构成的。因此每一个随机降生的人，其都在体内蕴含了不同比例、不同种类的天地之气。比如说，一个人在构成他生命的物质当中缺少木（五行中的一类），那么这个人就会天然地对树木和森林有较强的亲近感；如果一个人的生命物质的构成当中缺乏水，那么他就会更加喜欢河流和海洋；如果一个人的生命物质的构成中缺乏火，那么他就会比较的怕冷，等等。就像人渴了想要喝水、饿了想要吃饭、困了想要睡觉、冷了想要烤火一样……我们的身体越缺乏什么，就越会追寻和喜欢什么。

所以，"易法运气"的建立，可以理解成是把传统的五运六气作了进一步的细分，并在此基础上加入了中医意义上的先天体质。如果人体的健康与疾病一定要找一个规律性的东西出来，那么这个规律就一定是有关于先天体质的。因为后天的饮食作息和七情六欲都会影响到人体的状态。而唯有先天体质，才能在最大程度上排除掉后天的干扰，才能使我们能够在一定的轨道之中，去观察和了解人体的健康趋势。

在接下来学习五运六气的过程当中，有一些关键的节点我会给大家进行重点讲解。五运六气难学就难在整个理论当中有很多的关节和很多的点是断开的，而对这些关键的节点进行重点讲解，会让大家学习得更为透彻和轻松一些。

导 学

水壶烧水的阴阳法则

在之前讲课的时候，我曾给大家布置过一个作业：

拿一个小茶壶，最好是透明的，然后放上半壶水去烧，去观察这个烧的过程以及体会做这个事情背后的用意究竟是什么。

水壶烧水的时候，我们会看到，由于它受到"热"的一种推动，所以慢慢地水会沸腾起来，会有水蒸气往上走，在上到了一个顶点之后，就又会慢慢地变成小水珠，然后重新顺着壶壁掉落下来回到水里。有些同学思考它是阴与阳，有些同学思考它是升与降。

那这个水壶和我们今后这一个阶段要讲的东西，究竟有一个什么样的关系呢？

■ 从根源入手

我最喜欢做的一件事情，就是化繁为简，将看似纷繁复杂的事物梳理归纳，然后找到它的根源。当有了这个根源以后，我们再去理解任何事情，就有了一个主线。如果没有这样一个主线在这儿，没有这样一个根源在这儿，那我们在遇到任何一个变数的时候就都会乱了章法、乱了分寸。

而找到了根源，找到了主线，就可以做到以不变应万变。

这也就是中国传统文化所一直在讲的"万法归宗，道法自然"，最终都落在一个"一"字上。

所以，这个烧水的水壶就是我们"易法运气"应用的一把钥匙，用这把钥匙，我们得以去打开"易法运气"的宝藏。

■ 象思维

我们仍然以象思维作为切入点，给大家聊一聊这个水壶究竟想表达什么意思。

它可以表达很多种意思，但是在这儿我们只取它一两个。

在我们平常的认知里，我们看到的这个世界的天地、昼夜、日月、冬夏等，其本质上都是这个世界当中阴阳之气的一种显现。我们一直认为，如果以阴阳来论的话，这个世界应该是一个阳升阴降的世界。

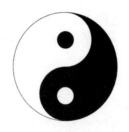

太极图

大家看到的这个太极图，它的左边白色居多，右边黑色居多，白色代表的是阳，黑色代表的是阴。我们发现，当我们去看水壶烧水的时候，相对于水来说，向上升的水蒸气就是阳。水蒸气是由火将水蒸腾而来的，火是水蒸气向上走的动力，而水蒸气携带火的热上行，因而水蒸气就是阳。

而阴是什么呢？阴就是水壶里的水。水是水蒸气的来源基础，火去掉之后，蒸腾在上的水蒸气失去火热的推动而重新凝结，继而下降回落入水，这个就是阴。

火升水降，是谓阴阳，这也是我们对我们所处世界的一种认知。

但是，所有的事情都有常数和变数。大家看到的阳升和阴降，其实就是这个世界的"常数"。

对于常数而言，我们其实已经是无能为力的一种状态了，因为这是宇宙的规律，我们难以改变什么。

但是，对于变数，我们还是可以用一点点自己的智慧，或者说，用一点点自己的小聪明去认识它、改变它的。

■ 无形与有形

我们还是给大家举个例子：一粒种子之所以能够发芽，能够破土而出，是因为有一种上升的力量。那么，它向上升的力量到底是无形的还是有形的呢？

如果是无形的，那些向上的茎叶、花果等有形之物该如何解释？

如果是有形的，那些向上的茎叶、花果等有形之物又是如何上去的？

茎叶、花果必然是看得见、摸得着的，但它又往上长，到底应该算阴还是算阳？

所以一个问题出现了，按照传统的阴阳理论，阳是无形的、上升的，阴是有形的、下降的，那么茎叶、花果就应该都在地下呀，怎么还在地上了呢，它不是有形的吗？

茎叶、花果不仅有形，有些树还特别高，甚至有的高达几十米。这么高的树，茎叶、花果那么多的阴，它是怎么上去的呢？

这有些不合理，它不符合我们对于阴阳的定义。按理说，越往上，应该越虚无、越轻；越往下，才应该越重、越有形、越为实质。可在这儿，它怎么就反过来了呢？

如果要探讨这样一个问题，我们仍然还是要回到我们的经验之中，我一直在强调的一点：文化，是为我们的生产、生活提供帮助的，而不是我们用我们的生产和生活去验证文化。

文化是在我们不断的生产和生活当中，慢慢地被总结、归纳、提炼出来的，一定是先有了有形的事物，再有了无形的文化。所以，在意识上，我们要明确它们的先后顺序。

我们还是要回到刚才讲的种子的例子。种子是有形的，大家是能看得见的，而供应这粒种子成长的物质，大家也是能看得见的，比如水、肥料、土壤，等等。

这些我们看得见的确实存在的事物，这些水、肥料、土壤等，它们都是下沉的，也就是说都是属于阴的。种子是有形的、土地是有形的、雨水肥料等也都是有形的，可是，就是这些有形的事物，这些有形的物质，反而使这颗种子呈现出了向上的状态，这些"有形"的物质向"上"生长，从我们对阴阳传统的认知来看，其中是否有我们忽略掉的点？

种子要生长，生长就需要有动力，而动力按我们阴阳的属性来分，是属于阳的。既然是阳，那它就应当偏于看不见，或者说，最起码是偏向于不属于实质的物质的。可我们发现，这些所有供应种子去生长的物质和元素，全部都是有形的，一样无形的都没有。这粒种子，它究竟是怎么长起来的呢？

我们在这本书里，讲到了"河图"和"洛书"的一部分内容。在很多人的印象里，"河图"和"洛书"其实是作为天书一样存在的——看不懂，是传说，是玄学。

关于"河图"、"洛书"、《周易》之类的典籍和思想之所以会被很多人看作是玄学，其实是有原因的。"玄"者，黑色、深奥，就是说河洛易学之类都是看不清、学不明的深奥的学问。玄者黑，古奥难明，这些大家眼里古奥难明的东西，时日久了，就不免让人去揣测，因为人的本性对于未知的事物都是好奇的，但是好奇毕竟不能让人把知识弄明白，所以就有人拿着自己了解的一点点的关于河洛、易学的东西四处招摇。这样的人多了以后，导致众说纷纭、真假难辨，河洛易学之类也就更加晦涩难懂、难分真伪了，因而也就在本身就古奥难明的基础上，又蒙上了一层难以捉摸的神秘的面纱，最后就成了所谓的"玄学"。所以，现在我们对于传统文化的这种质疑，本质上其实是由于我们对传统文化的了解还不够。

世界的另一组规则——阴升阳降

◼ 阳升阴降

在我们过往的学习和认知里，我们已经习惯了阳升和阴降，比如说，从温度上来讲，白天的温度高，动植物都处于运动的状态，所以为阳；晚上的温度低，动植物都处于安静休息的状态，所以为阴。温度上升为阳，温度下降为阴，是谓阳升阴降。

再比如说，男性和女性，男性的力量更大、体格更强，为阳；女性的力量相对小、体格相对弱，所以为阴。力量大、强壮为阳，力量小、柔弱为阴，是谓阴阳。

这是我们关于阳升阴降的一些例子。

◼ 阴阳失调

所谓阴阳失调，按字面意思来理解，其实就是阳的升和阴的降都出现了问题。

夏天应该热，但夏天不那么热了，阴雨绵绵；冬天应该冷，但冬天不那么冷了，风雪不见。一个事物失去它原本该有的特性，就是阴阳失调。

◼ 阴升阳降

如果要给阴阳做一个组合上的划分，那么阳升阴降更多的侧重于阴阳的轮转；而阴升阳降，则更多地侧重于阴阳的平衡。

比如在中医阴阳五行的概念里，心属火，肾属水，按阳升阴降，则火往上走，水往下走，可如果阴阳真的这样去走，那么水火也就失调了，也就是中医所讲的"心肾不交"。只有心的火下去，肾的水上来，心肾才能交通，也就是中医讲的"心肾相交，水火既济"。肾为水为阴，心为火为阳，只有阴升阳降，人体内的阴阳才能平衡，这也是阴升阳降的意义所在。

所以，阴升阳降在本质上，就是两种截然不同的能量的一种融合。心为火脏，火下温肾水，使肾水不寒；肾为水脏，肾水上济心火，使心火不亢。水火既济，心肾相交，方为平衡。

■ 阴阳何处来？

我们在前面一直围绕阴和阳去讲，在讲的过程当中，大家有没有思考过一个问题：阴和阳本身是如何来的？它如何就有了阴和阳的区分呢？

在之前的内容里，我一直都在反复强调一点：文化是为我们的生产和生活而服务的。

在时间轴上，文化是一种由生产、生活衍生的滞后的产物，是在我们满足了生存的需求之后衍生的产物。文化是人类在社会历史发展过程中所创造的物质财富和精神财富的总和，因而文化所体现出来的绝不单单只是文化本身，它更多体现的是创造这种文化或这种文明的集体，以及它背后的本体形态。

有些人认为，这个阴升阳降的太极图，是阴阳鱼在运动状态下的一种呈现。

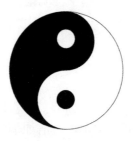

阴阳交替转化，阳在左者阳升，阴在左者阴升，是阴阳不断运转的一种阶段呈现。

这个认知对不对呢？

不能说不对，因为阴阳确实是在不断运动的。

但是，运动的阴阳我们还没有讲到，我们现在还只是讨论阴阳的升降问题。至于说它们之间是如何转化的，这是我们后面的内容要跟大家讲的。

▪ 阴阳的升与降、天水相连、水升天降

本书开篇的时候我们就讲了一个水壶烧水的例子，准备半壶水，之所以是半壶水而不是一壶水，是因为如果是一整壶水的话，我们就无法很好地去观察水蒸气离开水面后升腾的路径。而半壶水还有一个更重要的意义，就是要符合我们传统文化对于阴阳，对于天人地的定义。

那这个天在哪儿？地在哪儿？人居中又在哪儿？

从这个壶里面，我们是能够得到答案的。

这个壶里的半壶水和剩下的半壶气，或者说半壶虚无，其实就是我们传统文化里认知的天与地。由于我们是站在天之下、地之上的，所以其实是我们把它给分出了上下，也就是天地本来无所谓上下，对于宇宙而言也无所谓上下。上、下，其实是我们基于自身所站位置的角度去分的。

所以，在这儿的时候，我们就想到一个问题：这个地在下，地有多厚？这个天在上，天有多高？人在中，人处于天地之间的什么位置？

如果按照我们传统文化的定义，认为天是穹庐，认为天地是一个圆融的、不断地在运转的一个世界的话，那我们其实也可以把天地理解为是一个球。我们古人将天地定义为是一个圆，定义为是一个球的时候，它就必然要在其中划分出各自的势力范围。也就是说，本着平衡的原则，我们一定是将这个圆球对半分的，一半在下为地，一半在上为天。

而之所以认为是一个圆球，在古人浩如烟海的著述之中，有一个很常用的词——水天相连。

就是指水和天连在了一起，我们站在大海上，站在一个特别大的湖泊上，极目远望的时候，在远处，水和天交集在了一起。

在我们所站立的当下的这个位置，水在我们的脚下，天在我们的头顶，我们永远都够不着天。可到了远处的时候，它们竟然能够相连，能够连在

一起。因而古人就会认为，这个水看起来是平的，但其实它不是平的，它是在往上走的；而这个天看起来是在上的，是平的，但其实不是，它是往下走的。在下的水缓缓上升，在上的天缓缓下降，直到在远处的某一个点，它们相会了。天水合二为一，是为水天相连。

这是古人的一种基于当下我们所处位置的观察和认知。

也就是说，限于交通、科技等各方面的原因，古人其实没有办法真正地以置身事外的视角去观察我们所生活的这个世界。所以，我们只能在这个世界里去体察、去感受，去用我们看得见的、理解得了的这种事物、这种方式去阐释我们这个世界的法则。

因而要去研究和理解我们的传统文化，就一定要站在古人的视角去看，而不能是现在的视角。去体会古人在那样一个没有卫星、没有飞机、没有望远镜、没有显微镜……什么都没有的一个时代里、环境里，如何只依靠自己的眼睛、耳朵，依靠自己的各种感知，来体会和理解我们所生活、存在的这个世界。

所以，如果我们能够暂时忘掉现在大脑里对于这个世界的认知的话，那么我们去学习这本书，理解这本书所讲到的传统文化知识，就会相对容易些。

为什么？因为我们开始真正地去感受、体会、理解我们的先辈们，在他们那样的一个外力十分匮乏的时代里，如何靠自己的一点观察、靠自己的一些思考去理解这个世界，并给我们留下造福于我们社会的文明的种子。

如果我们能够让自己站在古人的立场和视角上去体会这个世界，那么我们对于传统文化的理解就会特别深刻。

正如我们前面所讲的，如果我们是古人，在某一个时刻泛舟湖上，远远望去，远处波光粼粼，看见天空蔚蓝、云霞朵朵，极目不见大地，只见在极远处，天和水慢慢地融为了一体。

如若恰在夜晚，泛舟湖上，就一壶老酒与三两好友小酌几杯，醉眼朦胧时抬眼望去："醉后不知天在水，满船清梦压星河。"多美好的意境！

水中有星，星中有水，天水难分，就更浑然一体了。古人远眺思忖，也许在河流的尽头，就是天宫所在的地方了……

天水相连，水升而天降，而后交织于远方的某一处。此时，我们再回过头来去看那个阴升阳降的太极图，大家有没有多了些不一样的感觉？

太极图里的黑和白是我们为了表达阴阳去做的一个区分，事实上阴阳不存在所谓的白和黑（世上本无阴阳，是名阴阳）。

我们把它标出来，是想证明"白"其实代表的是一种虚无、纯净；而"黑"其实更多代表的是一种实质、混浊。

如果抛开白和黑不讲，就如此刻大家也站在湖面上去看远处的天水相连，想想心里会是什么感觉。

阴和阳终究需要转化，升和降终究也需要它们反复地去循环。

如果说水到了天上游走一圈，又在天上变成了雨，然后回落到了河里，那么这个过程算不算是一个阴阳轮转的过程呢？

我们再去想我们见过的树木，那些苹果、梨、桃……等等，所有的树木，从一粒小小的种子，慢慢地变成一棵树苗，再慢慢地变成一棵大树，到最终开花结果，这是不是就是一个阴升的过程？因为看得见的有形的物质越来越多了。

而到了一定的时间以后，花、叶、果慢慢地开始成熟、凋谢、脱落，这个时候我们又发现与阴相关的这种有形的、实质性的物质，又在慢慢地变少……可是这些变少了的物质，它又去哪里了呢？

它又回落到大地里，变成了大地的养分。可是大家想一想，这些回落的物质，相比起这个树而言，算阴还是算阳呢？

阴阳能量世界的视角与转化

◾ 观察太极图

上文我们探讨了树木的生长和凋零，以及它的阴和阳的状态，我们再来看看太极图。

左边一张图：阳气在左，渐渐地上升；阴气在右，渐渐地下降。右边一张图：阴气在左，渐渐上升；阳气在右，渐渐下降。

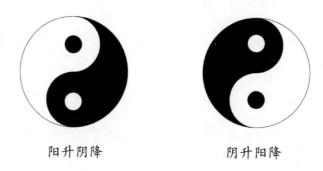

阳升阴降　　　　　　　阴升阳降

它是一个非常鲜明的对比，这种对比，我们应该如何去看待它呢？

理解这些还是要回到古人所处的环境，要站在古人的立场和视角上，去认识这个世界。

对于宇宙而言，我们的力量是极为弱小的，所以，为了能让自己存活得更好一些，我们就需要尽可能地去寻找这个宇宙、这个世界的某种可以遵循的规则。

只有这种有规律的、可琢磨的，甚至于能够被掌握的规则，才能给我们带来安全感，才能让我们知道我们在什么样的地方、在什么样的时间，应当去做什么样的事情。

回到太极图当中也一样，这两幅太极图虽然阴阳升降的位置不一样，但阴阳的多与少并没有因为阴阳左右位置的不同而产生变化。这就是一种规律，一种阴阳轮转的规律。

无好无坏，道法自然。

讨论阴阳，讨论所谓阴阳变化的好与坏，其实都只是站在我们人自身的角度去看的。这种好与坏的讨论和评价，本质上与这个世界，与这个宇宙是没有任何关系的。对于地球而言，冰雹、洪水、火山爆发、地震、海啸等灾害，都很正常，地球并不觉得这是灾害；反过来也一样，风和日丽、秋高气爽、春风和煦等，对于地球而言，它也不觉得这些有多好。所谓道法自然，即为无好无坏；无好无坏，即为道法自然。

只不过人生活在这样的世界里，由于太过于弱小，所以我们寄希望于这个环境能够给到我们更多的安全感。我们希望它气候稳定、温度适宜、水源充足……我们喜欢这样的环境。只是这些我们所喜欢的一切，对于默默地、几乎永恒地在宇宙中运行的地球而言，都是无所谓好与坏的。

由于我们人类太过于弱小，所以，我们就只能避开那些不适合我们生活的环境，尽可能地找到那些适合我们生存的好的环境。从历史当中我们可以得知，无论是我们中华民族的祖先，还是别的地方的他们的祖先，世世代代都一直在做一件事情，那就是不停地迁徙。

迁徙是为了什么？

迁徙，就是为了找到一个更适合生存的地方，一个有更充足的水源、果实及更多的猎物的地方。最好还有树洞、山洞，等等，能让我们避免被雪覆在身上、被雨淋在身上、被冰雹砸在身上……

所以，我们其实一直在寻找地球这个大环境里的某几个小的安全的适宜的环境，并寄希望于它们能让我们得以容身。

到这里，大家看，这些所谓的好与坏，是不是都只是站在我们人自身的这个立场上去评价的呢？

如果这一点是成立的，大家是认可的，那是不是所谓的"升与降"，也只是站在我们人本身的立场上去讲的呢？

我们本节当中左边的太极图是阳升阴降，我们认为它好，认为它是对的，是顺的，为什么呢？因为我们喜欢让温暖的事物更多，让寒冷的事物更少。所以，我们更喜欢阳光而厌恶黑暗，更喜欢温暖而厌恶寒冷；但是，对于我们生存的这个世界而言，它也如此认为吗？

水壶烧水的例子里，那半壶水是阴、是地，余下的半壶虚无是阳、是天。人居水面之上虚无之下，阴阳交汇，是谓中。假如我们设想，这个水壶倒过来，水变成天，虚无变成地，人仍居中，又会是怎样的一种感觉？

我们站在地面之上时，看到的是阳升和阴降，但此刻的阳升和阴降，正好对应了地底之下的阴升和阳降。

也就是说，我们不能要求这个世界只为我们提供能量，而不为它自己提供能量的补充。

■ 变化

脱离自己，站在更高的角度去认识我们所学的东西。

回首前文，我们现在去看看树木的生长和凋零到底代表了什么。

作为人而言，我们无法直接从空气、阳光和土壤里直接摄取我们自己能够运用的能量，我们需要将空气、阳光、土壤、水等组合起来，为我们"变"出一些能让我们吸收的能量来。

而这个"变"，在我们的传统文化里有一个专有的词，叫"化"。

水变成了冰，叫化；冰化成水，也叫化。

春天树木慢慢地生长发芽，到了夏天开花结果，秋天果实成熟，然后被我们采收。我们就把这个果实成熟及成熟之前的这一段，看作是阳气上升。为什么呢？因为这个上升的阳气，它将土壤里的能量给带了出来，变成了我们可以吸收的物质。

而当到了果实成熟之后，无论是被我们采摘，还是其自然凋落，我们都认为它属于阴，为什么呢？因为那些曾经给到我们的能量，不给我们了，给谁去了呢？又给大地了，大地现在开始吃饭了。飘零的落叶、落下的果实……积在地上厚厚一层，像不像是大地的一种收获呢？

就像我们把果子放在家里的地窖、仓库里的感觉，厚厚的一层。这些摘下来的果实能为我们提供能量，同时也能为大地提供能量。

区别只在于，这些果实是在我们手里，还是在大地的手里。

所以我们在地面上的时候，我们喜欢上半年，而不喜欢下半年。因为下半年意味着什么都没有了，能量消散敛藏了。

可是，对于土地而言，是不是正好相反呢？

它是不是应该最喜欢下半年，而不太喜欢上半年呢？

因为下半年是它吃饱饭的时候，上半年是它要干活、消耗的时候。就像我们人，上半年可以获得更多的能量，而下半年没有能量可获得，只能依靠上半年存起来的果实去度过下半年一样，冬天对我们是一种消耗。对于大地而言，对于地底下的这个世界而言，春天对它是不是也意味着一种消耗呢？它要把自己存起来的能量消耗掉，就像我们要把存入的能量在冬天用来抵御寒冷消耗掉一样。

如果站在这样一个角度去想的话，所谓的阳升和阴降，到了地底下的世界的时候，是不是就反过来了呢？

我们认为"升"是给我们转化能量的，将土壤里的能量转化成了我们能吸收的能量。而秋冬天，对于土地而言，它是不是也算是"阳"呢？

它将人能吸收的东西，又重新转化成了土地自己的东西，是不是跟我们地上世界的春夏很像呢？

所以，前文中右边这个阴升阳降的太极图，是不是就更好理解了呢？

■ 阴阳转换

如果把太极图理解成是一个圆的话，把这个圆竖起来，它就会有一个最高点和一个最低点。能量始终要在这个圆的区间内去运动，能量升降轮转一旦脱离了这个圆，也就意味着这个圆环的破裂。圆环破裂，有了缺口，这个世界也就出了问题。

就好比天漏了个窟窿，需要女娲去补一样。圆环破裂，这个世界就会出现大的问题。

所以，这个圆环，它不能破。

春夏，对于我们而言，是阳气升的过程；对于大地而言，是它消耗的过程。

秋冬，对于我们而言，是阳气降的过程；对于大地而言，正是它补充的过程。

升和降，角度不同，意义也就截然不同。

但无论它的意义是什么，它都是必须转起来的。阴阳在轮转的过程当中，升降往复、追逐交织。

所以在阳升阴降之外，这个世界还有另一套法则——阴升阳降。

阳气到了一个最高点的时候，它就要开始回落，这个回落就是阴。阴本身也是一种力量，阴降到了底点以后，它就要开始上升，这个上升就是阳。但既然是阴气转化而成的阳，那这个阳就一定是裹挟着阴气的。所以，这个左边为阴、右边为阳的太极图，其实指的是大地将自己的能量输出的状态。

一个是人立于天地之间的视角，一个是天地转换的视角，不同的视角，对于阴阳的定义是不一样的。

春夏开花结果，我们人喜欢，因为这个开花结果，是能量从地底下的世界跑到了地上。我们可以想象一下，如果我们现在是这个地底下的生命的话，我们会眼睁睁地看着地下的世界的能量在变少，它供应给了另外一个世界。

这种感觉就特别像我们在秋冬天，看到树叶凋零飘落一样，会觉得我们这个世界的能量没了，又重新给了土地，这就是阴降；但对于大地而言，它正好就像感受到了我们在春夏的那种喜悦，能量终于回来了，终于可以让自己也进行一个这样的升发，可以让自己的能量充沛起来了。

乾坤颠倒，才是天地一体的道

■ 乾坤颠倒看世界

还是以树木为例子，如果我们把我们看到的树梢换过来变成树根，把树根换过来变成树梢的话，那我们其实就完成了一个天地乾坤的转换，这个乾坤的转换，对大家的学习有什么意义呢？

意义在于，我们在这个天地转换的过程当中，真正地感受到了时间的差异。我们的春天，可能对应的是另外一个世界的秋天；我们的秋天，可能对应的是另外一个世界的春天……对于阴阳而言，升和降、收藏和释放，它肯定是要有一个过程的，是一定要分一个先后的，它不能同时收藏，或同时释放，这不存在！它必须有一个主导性的力量，在这个过程当中占据主要的位置。

如果我们建立起了天地转换的认知框架的话，我们再去看这个世界，我们眼睛里所看到的就和现在完全不一样了。

我们现在只看到了一半，在学习之前，我们经常只看到了地上，只看到我们人自身的角度的那一半。地底下的另外一半，我们没有去看。所以，我们学习传统文化经常学不明白的原因，就在于我们总是在我们看得到的半个世界里找答案，但传统文化是关于整个世界的学问。所以，我们就注定永远都无法在半个世界里找到答案。

运气三宝

第一宝：先天体质

我们学习五运六气，离不开三样东西，我给它起了个名字叫"三宝"。这"三宝"是什么呢？第一宝就是先天体质，这个先天体质是用来干什么的呢？五运六气其实是在人的脉象、舌象，以及面诊、手诊等之外，对人体体质的一种勾勒。举个例子，我们说去把脉，通过这个人的寸关尺是什么样的一个脉象，以及它所对应的心、肝、肾等的关系，然后得出一个结论：比如说这个人脾胃比较虚，又或者说这个人的肝血是不足的……这些是我们通过把脉，或者说我们通过看舌苔，看舌尖儿是不是红，舌体是不是胖大、是不是有齿痕……通过这样一个一个表象的观察，再经过一整套的中医理论去反推而得出来的结论，这是我们中医现在最常用的一种方式。

而我们平常所看到的这些脉象和舌象，其本质都是受到我们后天的饮食和情绪所影响的。

那它纯不纯呢？它不纯。

什么是最纯的呢？一个人的先天体质是最纯的。就是说一个人出生时候的年月日时，才是最纯的。一个人生于哪一年、哪一月、哪一天以及哪个时辰……也就是我们"易法运气"所讲的先天体质。

为什么叫"易法运气"？因为传统的五运六气都只聚焦在年份和节气上，就是我们常说的春、夏、长夏、秋、冬和二十四节气。这其实是一个十分泛泛的概括和总结，因为人不可能就分这么几种体质。即使是同一个年份节气里出生的人，其在人体的体质状态上也是有很多的不同的。所以，就需要有一个更聚焦的东西，来尽可能地去具体到每一个个体的人，这也就是我说的"易法运气"中易法的由来。我们要在节气的基础上，进一步地分析到日，分析到时。如果把天地当作是一个巨大无形的穹庐的话，那么每个人出生时的年月日时，就可以理解为是这个大而无形的天地之气聚焦在某一个个体上的体现。而将一个大而无形的气聚焦到一个个具体的生命体上，就是"人以天地之气生，四时之法成"的终极体现。此与《易经》"本乎天者亲上，本乎地者亲下，则各从其类也"的思想极为契合，所以叫作"易法运气"。

这个年月日时，其实里面蕴含了两个东西，就是我们一直在讲的阴阳和五行。就是说别看年月日时只是一串数字，但是它里边涵盖了阴阳五行这样一个属于每个人自己的独有印记，而这个印记其本质就是一个生命密码。比方说有的人，在他这个年月日时的阴阳五行里面，他五行的木比较多，那么他别的五行就一定会少一些。而有的人正好这个也不多、那个也不少，那他的五行在他的年月日时里就是比较平衡的一个状态。当然，这算是一种比较好的先天体质。而有的人呢，可能就比较极端，就是说他的五行里，可能就只有五行当中的两样或者三样。我见过只有两样的，只有一样的很少见，基本上都是木、火、土、金、水最少也有两样。那么他所缺的别的那三样，如果按照我们中医五行脏腑的理论来讲的话，他的这些肝心脾肺肾等就会转不起来，就一定会有某些脏腑是十分强盛的，而某些脏腑感觉上是十分虚弱的，这就是我们讲的先天体质的重要性。

■ 第二宝：历法

而第二宝就是历法。什么叫历法呢？历法就是我们常说的农历、阴历以及公历。有人就问我，说他只听过公历和农历，或者说他只听过公历和阴历，你怎么把这个农历和阴历又给单独分开了呢？它们不是一回事吗？所以在这里我就要给大家讲一下，而这是我们整个"易法运气"内容的开篇，也是我们的入门知识，是大家必须要掌握的。如果大家没有这个做基础，那么后面一切一切的推导运用就都无从谈起了。

首先我们来看一下公历，它是什么时候来到我们的生活中的呢？它大约是在辛亥革命之后，从西方引进来的。所以我们在讨论五运六气的时候，其实与公历一点点的关系都没有。我们用它的时间太短了，在中国只有一百多年，而我们五运六气最早在《黄帝内经》之前就有了。流传两千多年的这样一门学问，它是不可能用一个传到中国只有一百多年历史的历法去解释的，所以这个我们不考虑它。

而农历和阴历是什么呢？

农历其实讲的就是种地。大家一定知道一个东西，就是小时候背过的"二十四节气歌"。就是这个从立春，然后到雨水、惊蛰、春分……一步步到最终的小寒、大寒的历法。而这个阴历指的是什么呢？你看阴历的"阴"字就很有意思，其实它的全名应该叫"太阴历"。太阴嘛，就是阴气盛的意思。作为地球人而言，太阴与太阳相对，就是我们所说的月亮，所以太阴历其实就是我们以月亮作为一个参考来计算时间周期的历法。就是以月亮转一圈，从一个小月牙的时候，到一个圆圆的满月，再到变成一个小月牙……它讲的其实是一个月相的变化，所谓的月有阴晴圆缺就是从这儿来的。

那么阴历的月份叫什么呢？它叫"朔望月"。"朔"就是月牙，"望"就是满月，就是我们现在好多地方过生日用的几月初几的那个日子。比如说，我们正月初一或者五月初五过生日，用的就是这个阴历。

阴历其实和农历不是一回事，在我们整个五运六气的体系当中，主要还是以农历为准，就是以立春、惊蛰、春分……小寒、大寒为主。农历是整个五运六气运算体系的一个基础编码，因此历法是我们必须要掌握的知识，尤其是农历。

二十四节气

立春、雨水、惊蛰、春分、清明、谷雨、立夏、小满、芒种、夏至、小暑、大暑、立秋、处暑、白露、秋分、寒露、霜降、立冬、小雪、大雪、冬至、小寒、大寒。

■ 第三宝：中医基础理论

第三宝就是我们日常用到的中医基础理论。关于中医方面的内容，我会以专门的篇幅来讲述，当先天体质、历法、中医理论都结合起来的时候，也就是我们"易法运气"最终想要呈现给大家的内容。这些内容不仅是医学方面的，还包括别的方面的很多东西，例如天文、地理等。

天人合一

我们前面说农历是用来种地的，这其实就是我们一直在讲的天人合一的一种体现。有的朋友一直问我：天人合一是不是有点太大了，或者太虚了？

我告诉大家，其实一点都不大、不虚。我们这个自然界的万物都需要天地之间这样的一种气，去进行一个生老病死的循环。

比方说种粮食，你如果非要在大冬天里去种，那大概率这个芽儿是发不出来的。为什么呢？因为天是冷的，土地是板结的。如果在夏天，我们非要把草、树什么的都砍掉，那么这一年整个世界应该就都会是光秃秃的了。所以，在什么样的节气做什么样的事情，就叫作顺应天时，尤其对于农业社会而言，顺应天时就更为重要。

所谓天人合一，其实就是指我们始终都是在这个天人合一的大框架里去生活、生产。既然我们始终都是在这个大框架里面的，那么讲求天人合一还大不大呢？

春天播种，秋天收获，这是天地间的自然规律。白天生产，晚上睡觉，也是顺应天时的一种规律。如果你总是白天睡晚上动，那你就违背了自然法则，时间长了对人体就会造成不好的影响。有人问：老师，我就是喜欢白天睡，晚上动，怎么办？我说如果要真喜欢，那就这样吧。我们看很多作家，白天没灵感，就喜欢晚上写东西。为什么白天没灵感呢？因为白天这个世界太嘈杂了，只有在晚上，当夜深人静的时候，自己坐在那个地方，突然一下就有感觉了，然后写得如泣如诉，一气呵成，特别顺畅，洋洋洒洒一晚上的成果可能比十个白天都要多。

这样的一些人，他要是已经形成这种习惯了，那么只要他注意日常的养护，其实也不会有什么太大的问题。怕的是什么呢？怕的是你今天这样，明天那样，不规律，就会有问题。我们人体有一个十分强大的自稳系统，就是说只要你适应某个规律，一直适应下去，它是能够帮你把身体的状态给调整过来的。怕的是你三天这样两天那样，没有规律，那自稳系统也就无所适从了。

但最好的规律，其实还是顺应自然的法则。所以，我还是反对大家去熬夜，去过黑白颠倒的日子。

天干地支

农历按照节气来算，是我们一直在强调的重点。我们一般认为正月初一就是第二年的开始，认为腊月三十之前是上一年的，正月初一以后就是下一年的。比如说二〇二〇年，一到正月初一，大家就觉得是鼠年了；但是如果按农历来论的话，可就不一定是这样了。按农历二〇二〇年正月十一才立春，也就是说，在正月十一之前，按照严格的农历划分，它还是属于猪年。这对于五运六气的运用而言十分重要，混淆了它的概念，那么就绝对无法精准地推导出五运六气。

我拿一九八〇年给大家举个例子。很多人知道一九八〇年是猴年，它在我们中国的历法年份表里叫庚申年，而这个庚申其实就是一个天干和地支结合的产物。天干地支嘛，天在前、在上；地在后、在下，所以庚为天干，申为地支。天干和地支是五运六气这个运算法里最基础、最重要的一个知识点。所以，我就给大家讲讲天干地支的内容。

天干地支，前面举了一九八〇年做例子，一九八〇年，十二生肖属猴，为庚申年。我们说十天干、十二地支，是五运六气里最基础的一个知识点，但还是有很多人不太懂，所以我要把这个给大家讲一讲。

十天干：

甲 乙 丙 丁 戊 己 庚 辛 壬 癸

十天干对应：

一 二 三 四 五 六 七 八 九 十

天干地支、阴阳五行，是整个中国传统文化都无法绕开的一个点，无论是历法还是医学，或还是别的分科，它都是无法绕开的。

天干里边分不分阴阳呢？同样也分。

我给大家标出来谁是阴谁是阳：

甲、丙、戊、庚、壬属阳，为什么属阳，大家不太懂的，现在不着急，后面讲到地支，一结合大家一下子就都明白了。

那什么属阴呢？乙、丁、己、辛、癸为阴。我们看天干，阴阳各五个，合起来就是十天干。那么天干下边是什么呢？是地支。地支是什么呢？地支其实就是我们一直在说的十二生肖：子鼠、丑牛、寅虎、卯兔、辰龙、巳蛇、午马、未羊、申猴、酉鸡、戌狗、亥猪。把生肖去掉，就是作为地支的子、丑、寅、卯、辰、巳、午、未、申、酉、戌、亥。

我们来数一数地支有多少个，一共十二个，这就是十二地支。地支里边分不分阴阳呢？大家往下看，我给大家看张图。

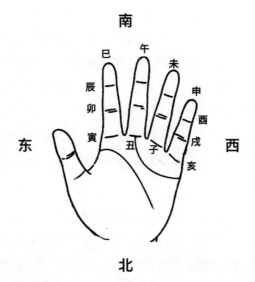

这是一个掌上地支图，上面按方位标了"上南下北，左东右西"。有人问我，说这个怎么是反的，北应该在上边；但是，这个图不应该是倒过来的吗？

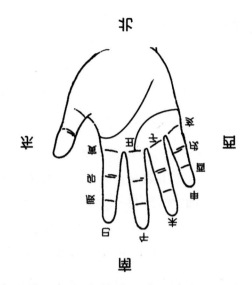

　　上北下南确实没错，但是在易学和中国古天文学里，所有关于历法的相关知识，都是以天文来说的。就是说现在我们说的上北下南，它是以我们俯视地图来说的，那自然靠额头的那个方向就是上、就是北，然后靠近脚的方向就是南。可是在看天象的时候，我们是需要仰着头去看的。把头仰起来看，这个时候上在哪里呢？上就在额头那个方向，就是说我们的下巴对着的就是南，额头、头顶对着的就是北。如果把北和南平落下来，落到地上的话，北就变成在我们屁股后边，然后南就落在了我们的肚子前面。这个就是它以下为北、以上为南的一个由来。如果还是不太明白，我就再举一个例子。古时候说"面南背北，登基坐殿"，指的是皇帝办公的宫殿全是背靠正北，面向正南。

　　古代把面南视为至尊，而把朝北象征为失败、臣服。所以，宫殿和庙宇都面向正南，帝王的座位也都是坐北朝南，当上皇帝后"南面称尊"；打了败仗、臣服他人，称为"败北""北面称臣"。正因为正南这个方向如此尊荣，所以过去老百姓盖房子，谁也不敢取子午线的正南方向，都是偏东或偏西一些，以免犯忌讳而获罪。

　　除了南尊北卑之外，在东、西方向上，古人还以东为首，以西为次。为什么是这样呢？因为东方属木为生机，而西方属金为杀伐，后面会提到。太子和妃子们的住处分为东宫、西宫，以东宫为阳，西宫为阴；而供奉祖宗牌位的太庙，也要建在皇宫的东侧。现代汉语中的"东家""房东"等也由此而来。

除了东西南北之外，表示方位的前后左右也有尊卑高低之分。古代皇帝是至尊，面南背北而座，其左侧是东方。因此在崇尚东方的同时，"左"也随着高贵起来，为什么"左"高贵？后面我们讲到河图，大家就会明白了。为什么住宅我们要讲究"面南背北""坐北朝南"呢？"面南背北"，也就是我们常说的"朝南"。我们的住宅要"面南背北"的原因，大部分人都知道是吉利，可是为什么吉利呢？其实道理非常简单，最简单的就是朝阳。一般朝阳的房子里没有潮气，那么细菌什么的就少了很多，因为太阳光的紫外线能杀菌，所以这样无论是对婴儿还是对大人的健康，都有莫大的好处。在古代，日出而作，日落而息。太阳光最先叫醒朝南的人，然后起来下地干活，时间上总比朝北的人要早，在多劳多得的农耕年代里，随着多劳的时间一点点累积，朝南的财富也会比朝北的慢慢多起来，简单说就是事业会比别人好。虽然现代社会这种优势几乎没了，但是一出门就是阳光，心情和精神也会好很多，也算是另外的一个优势。

"面南背北"的另一个作用是避风。在地形上，中原一带是平缓的，北方来的冷空气可以贯穿整个中国，同样来自南面海上的暖风也能贯穿整个中国，所以会有阴风和阳风的说法。北方来的冷风是阴风，所以在阴风下生活的人性情中就会有一种刚烈，也就会比较尚武，而夺天下，就需要打仗。但是我们都知道，刚烈的后果要不就是出类拔萃，要不就是被折断。而对于住宅来说，安定才是最重要的，所以柔和的阳风更适合人们来安居乐业。

所以历朝历代都说北方出将、南方出相，并不是没有道理的。北方相对寒冷穷困，所以人们相对好战，体格好；而南方和风煦日物产丰富，所以大家都相对富庶和安逸，也就更有条件和精力醉心于诗书，但是体质会稍弱一些。这不是一种巧合，万千人的微妙差异聚集在一起之后，地域差异就能体现出来。古代帝王是希望天下和谐、国泰民安的，我们同样也希望能够安居乐业。酒足饭饱之后，跨出房门来到院中，背靠厅堂抬头望天，所以渐渐地，我们就都是站在面朝南方的位置抬头仰望星空了。

　　所以这个上南下北就有了，而之所以我们看地图是上北下南，是因为地图是按落下来的方位绘制的，所以结果也就是反的了。

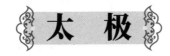

再给大家看一个图：

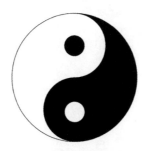

大家看到的这个图，就是最为标准的太极图，为什么说最为标准呢？因为有的人把这个图画错了，画错的人还特别多。

给大家举个例子，有这么画的：

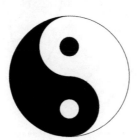

还有这么画的：

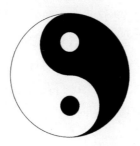

什么叫太极？太极就是阴阳交互。阴最盛时生阳，阳最盛时生阴，这就叫太极。白为阳，黑为阴，阴中有阳，阳中有阴。而阴阳鱼里面的两个点，我在后面会详细地给大家讲解，这也是天干地支里边十分重要的一部分内容。

阴和阳，其实是特别好理解的，不论是按照一天、按照一年，还是按照我们所说的六十年，都是很好理解的。

我在这里给大家讲一个最简单的，大家看这个"子"，对应的就是正北。我们看这张图：

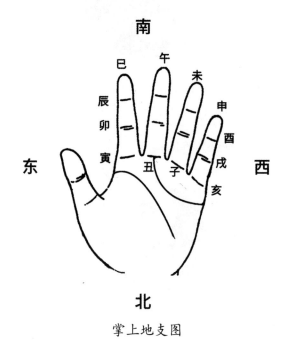

掌上地支图

因为这是一张手掌图，四个手指头放在一起不是圆的，所以大家看起来好像有点儿不是那么的严丝合缝儿，但没关系，咱们主要看这个图的内容。子在北，子时在十二时辰当中是第一个时辰，就是半夜的十一点到凌晨一点之间的两个小时。对照太极图，我们发现子时的阴气最重，所以按阴阳来说，子时应该是一天当中最冷的时候。

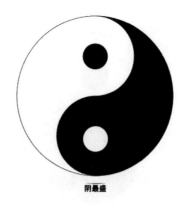

阴最盛

但事实上往往不是。

我们说黎明前的黑暗最难捱，那是因为往往子时之后到黎明之前的时间是最冷的。为什么它最冷呢？子时是夜里的十一点到凌晨一点，夜里肯定阴气重。大家看这个太极图里的圈：

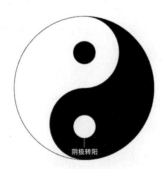

阴极转阳

这个阴阳鱼当中的阴鱼变到最大，就是阴最盛的意思。那这个白点是怎么回事呢？这个白点是指当阴走到极致的时候，它就要开始转阳。

那这个阳是怎么转的呢？它不是平白无故转的。在讲阴转阳之前，先说一个大家特别熟悉的台词——"午时三刻，开刀问斩。"为什么要选择午时三刻呢？我们找找午时的位置，它在南，在阳鱼最大的地方，是阳盛的一个时间。那为什么是午时三刻呢？

阳最盛

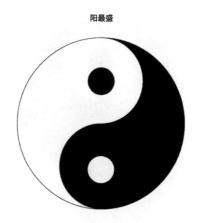

　　我们通常将一个时辰分为八刻，十二时辰对应现在的二十四小时，就是说一个时辰是两个小时，120分钟。一个时辰分八刻的话，那么一刻大约就是15分钟，所以午时三刻大约就是中午的十一点四十五分。八刻为一个时辰，在别的时间里边还比较好说，比如说卯时，或者说辰时，这两个时辰本来就是在阳上升的一个阶段里，所以我们不用管它。因为它越往后阳气就越盛，这是肯定的。就拿这个辰时来说，辰时是几点呢？上午的七点到九点之间，巳时就是上午的九点到十一点之间，午时是中午十一点到下午一点。我们看上午的七点到九点，九点肯定要比七点暖和，太阳升起来了，越往后升得越高，就越暖和。这些都好理解，问题是：为什么一定要选择午时三刻呢？

　　一个时辰分八刻，所以我们把它分成了上三刻、中二刻和下三刻。上三刻，就是中午的十一点到十一点四十五分之间；下三刻就是中午的十二点十五分之后到下午的一点之间；而十一点四十五分之后，到十二点十五分之前的半小时，就是中二刻。

　　中间的这半个小时，其实就是一天当中阳气最为鼎盛的时刻。像一条抛物线一样，太阳升到了一个最高点的时候，要做短暂的停留，停留过后便开始往下降。这半个小时，我们觉得很长，但是对于一个像太阳这样的天体而言，半小时其实是不算长的。太阳过了最高点而开始向下落，这个阴的点它在哪儿呢？它正好就在阴阳的交会之处：

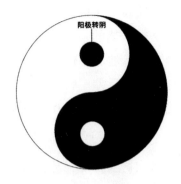

也就是说，当到了午时三刻，阳气最为鼎盛，而一旦过了十二点十五分以后，阴气就会开始慢慢多起来，阳气就会开始慢慢变少。所以，整个行刑的时间就必须在十一点四十五分到十二点十五分这个时间段里面。

我们要是按照这个来看的话，半夜子时也就好理解了。子时，阴气走到半夜十一点，半夜十一点四十五分的时候是最盛的，然后到零点十五分之间，这半个小时，它的阴气是最盛的。而过了半夜的零点十五分之后，阳气就会开始慢慢转归，然后阴气越来越少、越来越少……如此反复，慢慢地一个太极阴阳鱼就形成了。

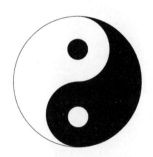

前面我讲为什么明明是子时的阴气最盛，但为什么会感觉黎明最冷呢？把这个放在一天里讲和放在一年里讲其实是一个道理。

白天中午的时候，阳气最盛，然后慢慢到下午的时候，阳气开始变少，阴气开始变多。这个时候变少的阳气到哪去了？它藏到地底下去了。而整个的地底下都属于阴，也就是说这个气在地底下就会变得越来越凉、越来越凉……所以当到了子时之后，凉到底了不能再凉了，就要开始往上升，那升的时候是不是就会将整个地底下的阴气带起来一起往上走呢？在地底下的气是凉的，所以它升到地表上来的时候，地表是不是也是凉的？反过来再看，傍晚的时候地表反而是热的，为什么？因为天地之间的这个阳气都要往地下钻。而凌晨的时候，地底下的凉气都要往地上钻，所以它们两者之间正好形成一个体感温度的反差。按说应该是下午冷，但实际上是下午的时候地上其实还是比较热的；按说该凌晨暖和，但凌晨的时候其实地上反而会比较凉。

而这也说明在阴阳之间，它的升降，是需要一个过程的。所以，看起来是深夜的十一点到凌晨一点阴气最盛，但它冷的时候往往就是三点、四点、五点的时候。这个时候最冷，也就是阴气要向阳转归的时候，从地底下升上来的阴气还没有变热。而人就是在地上生活的，所以我们就感到了冷。

这些，其实就是"太极阴阳鱼"所给到我们的关于阴阳升降转换这样的一个启发。

天干地支一讲

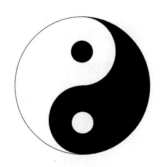

太极图

我们在前面用"太极阴阳鱼"讲了一下阴阳是如何阴转阳、阳转阴的，那么我们还是以这张图为例，接着给大家讲解天干。

这个时候讲天干，光讲天干其实是不好理解的，我们需要和地支相配合一起来讲。大家看一下十二地支：

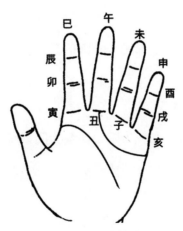

大家看这个掌上地支图，我们要讲的指诀就是依此而来的。前面讲十天干——甲、乙、丙、丁、戊、己、庚、辛、壬、癸，讲到甲、丙、戊、庚、壬属阳，乙、丁、己、辛、癸为阴。那它要如何才能用起来呢？

想要用好天干，那么它就必须和地支相配合。怎么配合呢？天干地支合在一起，是用以纪年的，这种纪年方法从诞生之初到现在已经有几千年的历史。我给大家完整地写出一份六十年的纪年表，以供大家参考。

六十甲子分别为：

甲子、乙丑、丙寅、丁卯、戊辰、己巳、庚午、辛未、壬申、癸酉；

甲戌、乙亥、丙子、丁丑、戊寅、己卯、庚辰、辛巳、壬午、癸未；

甲申、乙酉、丙戌、丁亥、戊子、己丑、庚寅、辛卯、壬辰、癸巳；

甲午、乙未、丙申、丁酉、戊戌、己亥、庚子、辛丑、壬寅、癸卯；

甲辰、乙巳、丙午、丁未、戊申、己酉、庚戌、辛亥、壬子、癸丑；

甲寅、乙卯、丙辰、丁巳、戊午、己未、庚申、辛酉、壬戌、癸亥。

每十个为一组，共分六组，每组的开头分别是：甲子、甲戌、甲申、甲午、甲辰、甲寅。

天干为十个：

甲、乙、丙、丁、戊、己、庚、辛、壬、癸

如果我们给它们每一个都发个号牌的话，就是这样的：

甲	乙	丙	丁	戊	己	庚	辛	壬	癸
1	2	3	4	5	6	7	8	9	10

学数学我们都知道，奇数为阳，偶数为阴，所以对应过来就是：

1	3	5	7	9
甲	丙	戊	庚	壬

属阳；

而偶数

2　　4　　6　　8　　10

乙　　丁　　己　　辛　　癸

属阴。

这样一分，那么它所有的阴阳属性就不会乱了。

再看十二个地支，同样给它们发个号牌：

子　丑　寅　卯　辰　巳　午　未　申　酉　戌　亥
1　　2　　3　　4　　5　　6　　7　　8　　9　　10　11　12

我们再来看它们：

甲子、乙丑、丙寅、丁卯、戊辰、己巳、庚午、辛未、壬申、癸酉；

甲戌、乙亥、丙子、丁丑、戊寅、己卯、庚辰、辛巳、壬午、癸未；

甲申、乙酉、丙戌、丁亥、戊子、己丑、庚寅、辛卯、壬辰、癸巳；

甲午、乙未、丙申、丁酉、戊戌、己亥、庚子、辛丑、壬寅、癸卯；

甲辰、乙巳、丙午、丁未、戊申、己酉、庚戌、辛亥、壬子、癸丑；

甲寅、乙卯、丙辰、丁巳、戊午、己未、庚申、辛酉、壬戌、癸亥。

有没有发现规律？

甲为十天干的开头，子为十二地支的开头，这也是第一组的开始。之后就是甲子、甲戌、甲申、甲午、甲辰、甲寅……开始新的一组，所以天干和地支永远都是阳干配阳支、阴干配阴支。如此流转，循环不休。

但是请注意，这里讲到的天干地支还不是完整意义上的天干地支，只是为了方便大家的理解和记忆。详细的天干地支的分析，会在后面根据所讲内容的不断深入来讲解，现在讲解太多反而会使大家学习起来更加困惑。

记住了十天干和十二地支这二十二个字（甲、乙、丙、丁、戊、己、庚、辛、壬、癸；子、丑、寅、卯、辰、巳、午、未、申、酉、戌、亥），那么后面的学习就会非常快。

这样我们只要记住六十甲子第一组开头，就知道后面的推导了。

第一组开头为：甲子；第二组开头为：甲戌，子往后退两位即为戌；第三组开头为甲申，而戌往后退两位正是申。后面的另外三组也以相同的方式向后推即可得出。

运气综述

五运

我们既然讲五运六气，那么做好了基础知识的铺垫，我们就要开始和大家正式说五运六气了。

那么五运是什么呢？五运其实就是讲十天干，十天干是十个，为什么叫五运呢？这一切的根源还是阴阳五行。也就是说，在五运六气的范畴里，一切仍旧都离不开阴阳五行。

所以十天干，就注定也要有自己的阴阳五行。阴阳在前面已经分出来了，现在我们需要分出的是它的五行。

十天干对应的五行，我给大家写出来：

甲乙	丙丁	戊己	庚辛	壬癸
木	火	土	金	水

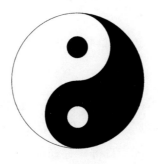

太极图

五行分属五方，其中甲乙木在东方，丙丁火在南方，庚辛金在西方，壬癸水在北方，戊己土居中央。

把五行和我们掌握的中医知识配对，可以得出这样的结论：

甲	乙	丙	丁	戊	己	庚	辛	壬	癸
胆	肝	小肠	心	胃	脾	大肠	肺	膀胱	肾

为了便于大家理解，我举一些例子。还是前面我说过的话，有些内容现在还无法以很严谨的学术性的语言去讲，现在讲的很多东西，都是为了方便大家更好地理解和记忆。在后面内容中，我会给大家讲到学术上的东西。

男人属阳，女人属阴，所以男性象征力量和坚毅，女人象征温柔和细腻。对应到五行也是一样：甲木类似参天大树，坚硬、挺拔；乙木象征藤蔓花草，柔软、缠绕。丙火象征太上老君八卦炉里的熊熊大火；丁火象征披香殿里灼烤锁链的油灯火。戊土象征黄土高坡，干燥、松散；己土象征河南平原，湿润、肥沃。庚金象征程咬金的大板斧，刚猛；辛金象征侠客的软剑，阴柔；壬水象征滔天洪水，奔腾、运动；癸水象征深邃大海，敛藏、静谧。

而关于五行阴阳的划分，其实可以理解为它是对五行之气多与少、强与弱的具体表达。

而五运，讲的其实就是五行强弱的事。

六气

那么六气是什么呢？六气就是我们常说的风、寒、暑（热）、湿、燥、火，但是又略有不同。

我们来看，风、寒、暑（热）、湿、燥、火在我们中医里有个词，叫"六淫邪气"，"六淫"指的就是六气。但是我们要知道，天地之间的六气其实是无时无刻不在运转的，它一直都是存在的。我们之所以叫它"六淫邪气"，是因为如果这个气是不正常的，那它就会给人的健康带来影响。而如果是在一个合理的范围之内，那它对人体就没有妨害。

六气是天地自然中的气候状态，如果它太过，比如说风太盛、火太盛、寒太盛……那它就有问题。所以，六淫邪气其实就是指不正常的气，而不是指所有的气。

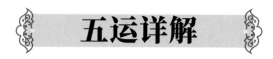

对五运六气有了大致的概念之后，我们接着看五运。

五运太少

五运，其实就是木运、火运、土运、金运、水运的统称。按照前面讲的五行分阴阳，五运相对应地也分阴阳；但在五运的语言体系当中，不以阴阳来论，而是以太过和不及来论。五行中的阳为太过，五行中的阴为不及，太过为太，不及为少。

大运

五运中又有大运（中运）、主运、客运之分，它们的变化都是以当年纪年的天干及其阴阳属性为准则的。

大运又称中运，统管全年的五运之气，又称岁运。

大运用来说明全年的气候变化，同时它又是推算客运的基础。

天干化五运，在五行上，每两干统主一运。

我们看到的"土主甲己，金主乙庚，水主丙辛，木主丁壬，火主戊癸"，它的理论其实与二十八星宿的关系极为密切，但是我们先不讲二十八星宿。

在历法里，每年的年、月、日、时的搭配都有其固定的规律。比如，每年的第一个月一定在地支的寅上，根据年份天干的轮转而产生月份天干的轮转。每天的第一个时辰固定以子时开始，根据每天天干的轮转而产生时辰天干的轮转。所以，总结下来就是：

月份推导

甲己起丙寅

乙庚起戊寅

丙辛起庚寅

丁壬起壬寅

戊癸起甲寅

时辰推导

甲己起甲子

乙庚起丙子

丙辛起戊子

丁壬起庚子

戊癸起壬子

时辰的推算我们暂且不管，我们重点说一下月份推算和五运的关系。

月份	主运
甲己丙寅	甲己主土
乙庚戊寅	乙庚主金
丙辛庚寅	丙辛主水
丁壬壬寅	丁壬主木
戊癸甲寅	戊癸主火

大家有没有发现，这其实就是一个月份天干相生的规律。

甲己起丙寅，火生土，所以甲己主土；

乙庚起戊寅，土生金，所以乙庚主金；

丙辛起庚寅，金生水，所以丙辛主水；

丁壬起壬寅，水生木，所以丁壬主木；

戊癸起甲寅，木生火，所以戊癸主火。

从记忆的角度来看，这种算法是不是更方便，更直接？

而与二十八星宿等相关的知识，我们会在后面讲到。

所以，凡逢甲己之年则为土运，乙庚之年则为金运，丙辛之年则为水运，丁壬之年则为木运，戊癸之年则为火运。

《素问·天元纪大论》说："甲己之岁，土运统之；乙庚之岁，金运统之；丙辛之岁，水运统之；丁壬之岁，木运统之；戊癸之岁，火运统之。"这种推导方法是以五年为一循环的，在五年中，每运值一年，按五行相生次序排列，即土—金—水—木—火—土……

年运的太过不及

太过为主岁的运气旺盛而有余，不及为主岁的运气衰少而不足。前文讲过阳为太、阴为少，所以其规律是阳干为太过，阴干为不及。

如戊癸之年，主火。戊属阳、太过，癸属阴、不及。所以戊年为火运太过，此年一般是热气偏胜；而癸年则为火运不及，火不及则水来克之，该年的气候反而偏寒。

五运

五运中的主运是指五运之气分主于一年五个运季的气，即春、夏、长夏、秋、冬五季。因为各运季的时间每年固定不变，而在各运季中的气候变化，基本上也都年年相同，所以称为主运。

既然主运分五步，分司一年当中的五个运季。那它每步所主的时间，也就是每个运季的时间，为七十三日零五刻，既三百六十五日又二十五刻除以五。换句话说，七十三日零五刻便为一运（运季）。主运的推算，从每年的大寒日开始，按五行相生的次序推移，即：木为初运，火为二运，土为三运，金为四运，水为终运。年年如此，固定不变。

而主运的推导，用到的主要就是五音建运和太少相生。

五音建运：五音，即宫、商、角、徵、羽。五音分属于五行，则宫为土音，商为金音，角为木音，徵为火音，羽为水音。《素问·阴阳应象大论》："在地为木……在音为角；在地为火……在音为徵；在地为土……在音为宫；在地为金……在音为商；在地为水……在音为羽。"

五音，我在这里讲一点它大致的特点。之所以是木火土金水对应角徵宫商羽，其实很好理解。

五音又称五声。最古的音阶，仅用五音，即宫、商、角、徵、羽。"五声"一词最早出现于《周礼·春官》："皆文之以五声，宫商角徵羽。"而"五音"最早见于《孟子·离娄上》："不以六律，不能正五音。"《灵枢·邪客》中把宫 gōng、商 shāng、角 jué、徵 zhǐ、羽 yǔ 等五音，与五脏相配：脾应宫，其声漫而缓；肺应商，其声促以清；肝应角，其声呼以长；心应徵，其声雄以明；肾应羽，其声沉以细，此为五脏正音。相传是由中国最早的乐器"埙"的五种发音而得名。

《孙子兵法》："凡战者，以正合，以奇胜"，"声不过五，五声之变，不可胜听也；色不过五，五色之变，不可胜观也；味不过五，五味之变，不可胜尝也。战势不过奇正，奇正之变，不可胜穷也。奇正相生，如循环

之无端，孰能穷之？"（《势篇》）

《礼记》曰："声成文，谓之音。"音指五音，即宫、商、角、徵、羽。《律历志》说："宫者，中也，居中央畅四方，唱始施生为四声之径；商者，章也，物成事明也；角者，触也，阳气蠢动，万物触地而生也；徵者，祉也，万物大盛蕃祉也；羽者，宇也，物藏聚萃宇复之也。"这是对五音的解释，并从自然生化的角度予以了说明。

宫者为土，居中央以养四方，土孕育万物，所以供养四方之声。商者为金，万物生成之后需要收割。角者为木，阳气蠢动，万物触地而生。徵者为火，万物繁茂昌盛。羽者为水，天地之气藏于此。

从听的感觉来说，宫音浑厚较浊，长远以闻，有土的厚重感；商音嘹亮高畅，激越而和，有金的急促感；角音和而不戾，润而不枯，有木的生发向上感；徵音焦烈燥恕，如火烈声，有火的灼烈感；羽音圆清急畅，条达畅意，有水的清澈流动感。

其实，我们可以根据乐器的音色和材质特点来尝试区分一下五音。比如，在传统音乐中，鼓常为音乐的前奏。在战争时军队会做什么？会擂鼓聚将，作战时还会擂鼓助威。为什么要擂鼓呢？第一是因为鼓声浑厚悠扬，会给人一种力量和激昂感；二是因为鼓皮多由牛皮制成，牛在五行当中属土，这个后面会讲到。土克水，水在五行中属肾，主恐惊，所以鼓能减少士兵对战斗的恐惧，并能鼓舞士气。而"一鼓作气，再而衰，三而竭……"也从侧面说明了这一点。《左传·庄公十年》："夫战，勇气也。一鼓作气，再而衰，三而竭。"的意思就是指打仗需要勇气，擂一通鼓，勇气振作起来了；两通鼓，勇气就衰退了；三通鼓，勇气就没有了。后来用"一鼓作气"比喻趁劲头大的时候一下子把事情完成。所以，可以把鼓音当作宫音，五行属土。

而在敌人败退后，为了防止自己的军队盲目追击中了敌方的埋伏，故鸣金而收兵。金为收敛，金为锣、钹之类金属乐器，其声急促铿锵，给人一种肃杀不安的感觉，所以为商，五行属金。

角为鸟鸣等声音，声调向高而婉转。清晨阳气升发，所以当听到鸟鸣时，便会感到心胸舒畅、人生快意。而在听到竹笛的声音时，或听到笙、芦笙、箫等音乐时，也都会有一种悠远的感觉。因乐器大多是由木质材料制作而成，所以是角音。

再比如二胡、马头琴、小提琴等的拉弦乐器，它们用来摩擦丝弦的"弓毛"多由马尾制成，而马在五行中属火，我们后面会讲到。所以我们常以二胡、马头琴、小提琴等弦乐来抒发心意，能减轻悲伤和忧愁，所以为徵音，五行属火。

"羽"一般为流水的声音，如古琴、古筝之类的乐器。古琴、古筝等乐器音色流淌沉静，可以使人宁静，且能对抗喜极气缓，心神散漫不收等，所以为羽音，五行属水。

之所以用五音，其实仍然是中国传统文化的特点——引申。五音的理解和运用对日常的生活、诊疗等方面有利，也就是说，当你理解了五音的特性之后，从别人说话的声音和语速当中，就能得知这个人的身体状况。

望而知之谓之神，闻而知之谓之圣，问而知之谓之工，切脉而知之谓之巧。神、圣、工、巧是中医看病的四重境界，看一眼就知道你有什么病的，就跟神仙一样，很厉害；听你声音就知道你有什么病的，就跟圣人一样，也很厉害；问一问就能把病问出来的，说明这个医生很有功夫；切一切脉能把病瞧出来的，说明这个医生的技术很巧妙。

此谓望、闻、问、切，神、圣、工、巧。现在只是学到五音就到了"圣"的境界，是不是觉得很神奇？

在古代，很多中医一般不先用针灸或中药，而是先用音乐，一曲终了，病退人安。中医经典著作《黄帝内经》在两千多年前就提出了"五音疗疾"的理论，《左传》中更是说：音乐像药物一样有味道，可以使人百病不生，健康长寿。所以，古代贵族宫廷配备乐队、歌者，不仅仅是为了娱乐，还有一项重要的作用，就是用音乐舒神静性、颐养身心。

"百病生于气，止于音。"因而五音之重要，也就不言而喻了。我们总结一下：角音属木，合于木运；徵音属火，合于火运；宫音属土，合于土运；商音属金，合于金运；羽音属水，合于水运，称为五音。

太少相生

五运的十干各具阴阳，阳干为太，阴干为少。比如：甲己土宫音，阳土甲为太宫，阴土己为少宫；乙庚金商音，阳金庚为太商，阴金乙为少商；丙辛水羽音，阳水丙为太羽，阴水辛为少羽；丁壬木角音，阳木壬为太角，阴木丁为少角；戊癸火徵音，阳火戊为太徵，阴火癸为少徵。太为有余，少为不足。

十干分阴阳，五音分太少。太少相生，就是阴阳相生之义。

比如以甲己年为例：甲为阳土，往前推，就是阳土之前是阴火，就是少徵；阴火之前是阳木，所以就是太角；往后推，就是阳土生阴金，也就是太宫生少商；再往后就是阴金生阳水，也就是少商生太羽。排列下来就是太角—少徵—太宫—少商—太羽。

己为阴土，往前推，阴土之前是阳火，也就是少宫之前是太徵；阳火之前是阴木，也就是太徵之前是少角；往后推，阴土生阳金，就是少宫生太商；阳金生阴水，就是太商生少羽。排列下来就是少角—太徵—少宫—太商—少羽。

如此，太少往复相生，则阴生于阳，阳生于阴，而不断地发展变化，但其五行轮转的次序还是要和木火土金水的顺序相对应。

如果还有些不明白，那我们往下看。

年干只能代表本年的中运，而不能代表本年的主运。主运虽始于木角音，终于水羽音，有一定的规律可循，但在五步推移之中，究竟是太生少，还是少生太，则要用到五步推运法。

五步推运法：无论何年，总是从年干的属太（阳干）属少（阴干），逐步上推至初运木角，便可得出。例如：甲年属阳土，运属太宫用事，即从太宫本身依次上推，生太宫的是少徵，生少徵的是太角，因而甲年的主运便起于太角，太少相生而终止于太羽。

己年为阴土，运属少宫用事，则从少宫本身向上推，生少宫的是太徵，生太徵的是少角，则己年的主运便起于少角，太少相生而终于少羽。

乙年为阴金，运属少商用事，即从少商本身向上推，生少商的是太宫，生太宫的是少徵，生少徵的是太角，则乙年的主运便起于太角，太少相生而终于太羽。

庚年为阳金，运属太商用事，即从太商本身向上推，生太商的是少宫，生少宫的是太徵，生太徵的是少角，则庚年的主运便起于少角，少太相生而终于少羽。

其他各年，均依此类推。唯有丁壬两年大运本身就是角运，所以直接从本身起运，不必上推。

主运必始于角，终于羽。如此逐步推算，本年的主运究竟在哪一步，便了如指掌。

这就是不变。

客运

变的是客运。

客运是指每年五个运季中的特殊岁气变化。因其每岁有变更，各季有不同，如客之来去，所以称为客运。

客运的推算是在每年值年大运的基础上进行的，即每年的值年大运就是当年客运的初运。客运的初运按照当年大运确定后，便循着五行太少相生的次序转换，分作五步推运，每步约为七十三日零五刻，行于主运之上，与主运相对，逐岁变迁，十年一周。

例如：甲己年属土运，甲年为阳土，为太宫；己年为阴土，为少宫。

逢甲年便以太宫阳土为初运；太生少，土生金，则少商为二运；少生太，金生水，则太羽为三运。到了这里，就又需要往前推，太宫之前为少徵，少徵之前是太角，所以太角为四运，少徵为第五运。为什么会这样？因为五运不论主客都以木为初，水为终。排列下来就是太宫—少商—太羽—太角—少徵。

而之所以这样排列，源于五行木、火、土、金、水对应春、夏、长夏、秋、冬的相生关系，后面会有篇幅单独讲述各年的五运推导，现在先不讲。

逢己年便以少宫阴土为初运；少生太，土生金，则太商为二运；太生少，金生水，则少羽为三运；少宫之前是太徵，太徵之前是少角，所以少角为四运，太徵为第五运。排列下来就是少宫—太商—少羽—少角—太徵。

其他如乙、庚、丙、辛、丁、壬、戊、癸等年份，也均依此类推。

十年一司令，轮周十干，周而复始。由此可以看出主运和客运的异同：两者阴阳太少为起运，太少相生、五行顺序、五步推移等都是相同的。

但是，主运始于角，而终于羽，居恒不变。而客运则必以本年的大运为初运，循五行次序，太少相生，十年之内，年年不同，十年一周，轮遍十干，终而复始。这是客运与主运的不同之处。

我会在后面分析它们之间的内在逻辑，太少相生的次序里应该也有很多问题是大家感到困惑的，我会给大家——解释。

六气

既然五运分阴阳强弱，那么六气分不分呢？怎么分呢？

风、寒、暑、湿、燥、火是我们的口语顺序，而正确的顺序是这样排的：

风　热　火　湿　燥　寒

但是注意，这个次序只是一年当中的运行次序，和春、夏、长夏、秋、冬五季一样，遵循的是一年当中的气候规律。

冬末春初万物萌动，上升的地气与上年冬遗留的天气相交互，阳升阴未退，阴阳两气相搏而生风，所以风在第一位。

仲春过后万物生长萌芽，天气渐渐升温，所以热为第二位。

入夏之时万物茂盛华丽，天气更热，所以火为第三位。

夏秋之际，万物生长转化，降雨增多，土蓄水而湿，所以湿为第四位。

秋季万物萧瑟，天气干凉，所以燥为第五位。

冬季天气寒冷，天寒地冻，所以寒为第六位。

而在地支年份的运转上，它是另外一套次序：

风 热 湿 火 燥 寒

想学会推导这个，我们还需要看一下掌上地支图：

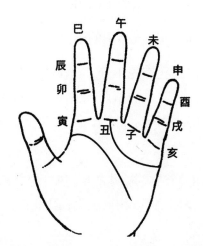

六气，在运气学说中，是以十二地支为符号来推导分析的，一般简称为"十二支化气"。《素问·五运行大论》将其定义为："子午之上，少阴主之；丑未之上，太阴主之；寅申之上，少阳主之；卯酉之上，阳明主之；

辰戌之上，太阳主之；巳亥之上，厥阴主之。"

也就是说：

逢子、午年，则为少阴君火之气所主；

逢丑、未年，则为太阴湿土之气所主；

逢寅、申年，则为少阳相火之气所主；

逢卯、酉年，则为阳明燥金之气所主；

逢辰、戌年，则为太阳寒水之气所主；

逢巳、亥年，则为厥阴风木之气所主。

到这里，大家会发现多了几个词：

厥阴、少阴、太阴、少阳、阳明、太阳。

这些词是什么意思呢？这些词其实代表的就是六气当中的阴阳。

厥阴　少阴　太阴——六气当中的阴

少阳　阳明　太阳——六气当中的阳

至于为什么这样搭配我们先不管，这本书的作用主要是能帮助大家把五运六气的用法学明白，太难的东西我们不讲，以免内容太过晦涩而使大家对五运六气的学习陷入困境。那么，阴阳气与地支的关系明白了，我们接着往下看。

《素问·天元纪大论》曰："厥阴之上，风气主之；少阴之上，热气主之；太阴之上，湿气主之；少阳之上，相火主之；阳明之上，燥气主之；太阳之上，寒气主之。"

如果我们对应一下地支图，就会发现，它们之间呈交叉相对的规律：

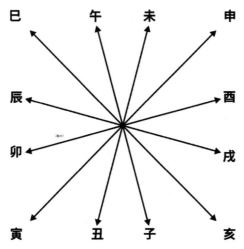

风　热　湿　火　燥　寒

亥　子　丑　寅　卯　辰

风　热　湿　火　燥　寒

巳　午　未　申　酉　戌

巳亥为风、子午为热、丑未为湿、寅申为火、卯酉为燥、辰戌为寒。十二地支，两两一对，各主一气。

如果还是担心记不住，还有一种记法：

子	丑	寅	卯	辰	巳	午	未	申	酉	戌	亥
1	2	3	4	5	6	7	8	9	10	11	12

子午相对就是1、7相对；丑未相对就是2、8相对；寅申相对就是3、9相对；卯酉相对就是4、10相对；辰戌相对就是5、11相对；巳亥相对就是6、12相对。

六气三阴三阳、五行对照：

地支	子午	丑未	寅申	卯酉	辰戌	巳亥
三阴三阳	少阴	太阴	少阳	阳明	太阳	厥阴
六气	君火	湿土	相火	燥金	寒水	风木

六气主客

现在我们接着看六气。六气分主客，主气主一年固定的六气，因为固定不变，年年如此，所以叫作主气。客气为随着地支变化的气，随年而变，像客人来去一样，所以叫客气。

前面我们讲了六气在一年当中的运行次序：

风　热　火　湿　燥　寒

依次对应

春　夏　长夏　秋　冬

我们可以给它们排个序：

厥阴风木、少阴君火、少阳相火、太阴湿土、阳明燥金、太阳寒水。

君火和相火五行都属于火。君火为少阴，代表火势较弱；相火为少阳，代表火势较强。其余的与五季的五行一致。

我们总结一下六气主气的推导顺序，可以概括为"厥少少，太阳太"六个字。

六气分为六步走，从每年大寒日开始计算，十五天多一点为一个节气，四个节气为一步，每一步为六十日又八十七刻半。始于厥阴风木，终于太阳寒水，六气为一年。

厥阴风木为第一气，主大寒后至春分前，相当于农历的十二月中到次年二月中。

少阴君火为第二气，主春分后至小满前，相当于二月中到四月中。

少阳相火为第三气，主小满后至大暑前，相当于四月中到六月中。

太阴湿土为第四气，主大暑后至秋分前，相当于六月中到八月中。

阳明燥金为第五气，主秋分后至小雪前，相当于八月中到十月中。

太阳寒水为第六气，主小雪后至大寒前，相当于十月中到十二月中。

六气中的主气主要用来说明一年之中气候的正常变化，与四时、主运、五季的意义相同，但六气更为细致。比如，五季气候是春温、夏热、长夏湿、秋凉、冬寒五种，而六气就分为了风、热、火、湿、燥、寒六种。

但客气的推移是以阴阳气之多少为先后次序的：

从厥阴（一阴）—少阴（二阴）—太阴（三阴）—少阳（一阳）—阳明（二阳）—太阳（三阳）

我们再对照一下地支和六气：

地支	子午	丑未	寅申	卯酉	辰戌	巳亥
三阴三阳	少阴	太阴	少阳	阳明	太阳	厥阴
六气	君火	湿土	相火	燥金	寒水	风木

现在我们发现，整个客气的次序，就是以十二地支为基础进行推导的。

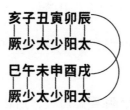

由此可见，每年的年支（地支），凡逢子和午，不论天干是什么，客气均属少阴君火司天，丑和未年均属太阴湿土司天，寅申之年均为少阳相火司天，卯酉之年均为阳明燥金司天，辰戌之年均为太阳寒水司天，巳亥之年均为厥阴风木司天。

相配以后就是子午少阴君火，丑未太阴湿土，寅申少阳相火，卯酉阳明燥金，辰戌太阳寒水，巳亥厥阴风木。依此次序逐年推移，六气六年一循环，地支十二年一循环，周而复始，六十年中地支轮用五周（两两相对，例如子午都是少阴君火，五周也就是六气每一气各五对的意思。六十年中每一对气都因地支的不同而不同），六气循环十周（例如子午虽然都是少阴君火，但子和午却分属不同的年份，所以是十周）。

客气六步的次第，是以阴阳为序，三阴在前，三阳在后。

其推移顺序是：一阴厥阴风木，二阴少阴君火，三阴太阴湿土；一阳少阳相火，二阳阳明燥金，三阳太阳寒水。可以概括为"厥少太，少阳太"六个字。

六气司天在泉

客气的司天在泉中，主管每年上半年的客气称为司天之气，主管每年下半年的客气称为在泉之气。

司天和在泉，是天地之气的意思。

司天在泉根据地支配三阴三阳的规律进行推算。

凡逢子逢午之年就是少阴君火司天，凡逢丑逢未之年就是太阴湿土司天，凡逢寅逢申之年就是少阳相火司天，凡逢卯逢酉之年就是阳明燥金司天，凡逢辰逢戌之年就是太阳寒水司天，凡逢巳逢亥之年就是厥阴风木司天。

在六步推算中，每年司天之气总是在六步中的第三步，即固定在客气的三之气上。

举个例子：子午年，少阴君火司天，所以少阴君火就是在主气的第三气上。按照客气以三阴三阳为次序的推算原则，少阴君火第三，那么第二就得往回倒退一气，就是厥阴风木；再倒退到第一气，就是太阳寒水，一二三就都有了。

有了一二三，就有四五六，所以第四气就得往前进。少阴君火之后就是太阴湿土，为第四气；太阴湿土之后就是少阳相火，为第五气；少阳相火之后就是阳明燥金，为第六气。第六气阳明燥金，也就是子午年的在泉之气。

年支	司天	在泉
子午	少阴君火	阳明燥金
丑未	太阴湿土	太阳寒水

寅申	少阳相火	厥阴风木
卯酉	阳明燥金	少阴君火
辰戌	太阳寒水	太阴湿土
巳亥	厥阴风木	少阳相火

司天之气和在泉之气，总是阴阳相对上下相交的。

其规律是：如阳司天则阴在泉，阴司天则阳在泉。

其中少阴与阳明、太阴与太阳、厥阴与少阳，又是相对而轮转的。

如一阴（厥阴）司天，必定是一阳（少阳）在泉；二阴（少阴）司天，必定是二阳（阳明）在泉；三阴（太阴）司天，必定是三阳（太阳）在泉。

一阳（少阳）司天，便是一阴（厥阴）在泉；二阳（阳明）司天，便是二阴（少阴）在泉；三阳（太阳）司天，便是三阴（太阴）在泉。

再看下面表格：

年支	司天	在泉
子午	少阴君火	阳明燥金
丑未	太阴湿土	太阳寒水
寅申	少阳相火	厥阴风木
卯酉	阳明燥金	少阴君火
辰戌	太阳寒水	太阴湿土
巳亥	厥阴风木	少阳相火

子午少阴君火，丑未太阴湿土，寅申少阳相火，卯酉阳明燥金，辰戌太阳寒水，巳亥厥阴风木。

抛开地支不提，大家看：

少阴君火，太阴湿土，少阳相火，阳明燥金，太阳寒水，厥阴风木。

大家看短短的四个字，就把阴阳气、阴阳气的多少、六气属性，以及五行木火土金水等全部表示出来了。四个字几乎囊括一切，是多么奇妙的一种智慧。

我们中国很多的传统文化，到现代已经很少有人去研究了，但是如果大家能仔细地去研究的话，会发现它特别有意思。它里边有很多东西我们日常在用，但往往被忽略。

纪年纳音与地支五行

前面章节讲到了天干和地支的相配，两者相互结合用来纪年。在传统的中国文化里，不仅仅只是天干地支才有阴阳五行，以天干地支组成的用以纪年的年份同样也有属于它的阴阳五行。比如说甲戌、乙亥年，其年份的阴阳五行就是"山头火"。山头代表它的性质，火代表它的五行，合起来就是纳音。六十年两年一对，就是三十对，五行是五，所以三十除以五，就是六。也就是说，五行当中的每一行，都要出现六次，才能轮完六十年这样的一个循环。按照年年有不同的原则，这六次出现的某一行，就不能是一样的。即便同样是火，也要分出不同来，所以就有了"山头火"等称谓。考虑到大家学习的连贯性，在讲六十纳音之前，我先给大家讲点别的内容。

我们在前面讲到了天干的五行、天干在五运六气当中所主的大运（中运），以及厥阴风木、少阴君火、太阴湿土、少阳相火、阳明燥金、太阳寒水六气在地支的位置，那么天干本身有五行，地支有没有呢？

答案是：有。

我们在前面讲到的地支，为了方便记忆，是以十二生肖做切入点的。事实上，在大多数人的印象中，对于十二地支的理解和运用是这样的：子鼠、丑牛、寅虎、卯兔、辰龙、巳蛇、午马、未羊、申猴、酉鸡、戌狗、亥猪。但要学好五运六气，我们就必须学会地支的五行，因为在很多的推导运用上，这些知识可以给到我们很多的帮助。

如同天干——"甲乙丙丁戊己庚辛壬癸"搭配木火土金水一样，"子丑寅卯辰巳午未申酉戌亥"同样十分有规律地搭配了木火土金水。我们把十二地支的五行歌诀也写下来：

子中癸水　丑中己土

寅中甲木　卯中乙木

辰中戊土　　巳中丙火

午中丁火　　未中己土

申内庚金　　酉内辛金

戌中戊土　　亥中壬水

按照阴阳的属性：子为癸水，午为丁火，卯为乙木，酉为辛金，为阴，占四正方；丑未为己土，为阴土，辰戌为戊土，为阳土，土居中央；而其余的寅中甲木、巳中丙火、申内庚金、亥中壬水，为阳，占四偏方。辰戌丑未为土，分别在春夏秋冬四季每一季的最后一个月中，即辰三月、未六月、戌九月、丑十二月。这种分法，其实就是《黄帝内经》里讲的"木运临卯，火运临午，土运临四季，金运临酉，水运临子"的意思。

在传统的对于月份的描述里，我们还有另一种表达方式，就是孟月、仲月和季月。孟月为每季度的第一个月，例如正月称为孟春，四月称为孟夏，七月称为孟秋，十月称为孟冬；仲月为每季度的第二个月，例如二月称为仲春，五月称为仲夏，八月称为仲秋，十一月称为仲冬；季月就是每季度的第三个月，例如三月称为季春，六月称为季夏，九月称为季秋，十二月称为季冬。书信或书画签名时，通常为人名、年、月和地点，例如乾隆（人名）己亥（年）仲夏（五月）于北京香山（地点），就是这个意思。

我们看一下后天八卦图：

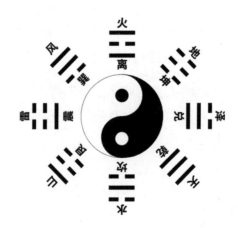

　　按照乾、坎、艮、震、巽、离、坤、兑的八卦排列，子正好在北，在坎，坎为水，所以子便为水。坎为正北，从太极图上来看，阴气最重，为阴，为封藏，所以子便为癸水。卯在正东，东方属木，阳气生发向上，所以为乙木。午在正南，南方属火，阳气最盛，所以为丁火。酉在正西，西方属金，阴气下降，所以为辛金。辰戌丑未临四季，所以为土。如此循环往复，轮转不休。

　　按照这个方位来算的话，我们在地理上仍然可以得到验证。我们说东方属木、西方属金、南方属火、北方属水。在这个地理位置上，越往北，天气越冷，比如西伯利亚一年四季几乎都是冰雪覆盖；越往南天气越热，例如越南、泰国等，这些地方都是偏热带的气候。所以是越往北，它的水就越多，就越冷；越往南火就越多，就越热。再往东，就会发现树木会比较茂盛一些；往西就会发现它缺乏东方郁郁葱葱的那种感觉，显得比较荒凉。

先天体质对人的影响

很多人问我先天体质对人的健康影响究竟大不大，我说特别大，然后又问我：怎么体现的呢？我举个简单的例子：从传统文化对阴阳的认知来看，一个人是出生在冬天还是出生在夏天，是出生在白天还是出生在晚上，他的阴阳力量的对比是不一样的。我们举一个病症，比如说痛经。我们来看，同样的两位女士，一位出生于夏天，一位出生于冬天，从直觉上看，哪个更容易痛经呢？当然是冬天出生的女士更容易痛经。为什么？因为冬天比较冷，整个自然界的气候、环境的温度，它都是冷的，所以她受寒的概率就会比较高。这个寒并不是指受了外在风寒的寒，而是说整个的天地之间的气候本身就是一个偏寒冷的状态。所以我们说在冬天出生的女性，相较于夏天出生的女性，她得痛经的概率可能就会高一些。再比如说出生在白天和出生在晚上的女性，得痛经的概率哪个会高一些？答案是晚上。为什么是晚上？因为晚上也是天气比较凉、阴气比较重的一个时间段。而女性的例假，她本身胞宫所在位置的阴阳也是一个参考的点。我们说背为阳，腹为阴，女性的胞宫处在腹部，一个属阴的地方。而且例假，它是一种血，我们常说气血气血，气为阳，血为阴。所以如果在天气暖和，白天太阳特别温暖的时候出生，那么她得到天地之间的阳气就比较多，即便她体内有寒，这个寒的症状可能也会轻一些。但如果说出生在晚上，晚上天地之间的气是阴气比较重的，那这个时候出生的女性，由于寒凝导致痛经的一些症状的可能性就会比较高。所以我们在看先天体质的时候，其实是对天地自然气候物候变化的研究，它是特别精细的，甚至具体到一个人的出生时辰。

我们学五运六气，知道不同的年份代表了当年主要的一个气候状态，比如我们讲过的中运，我们讲过的主运、客运，讲过的主气、客气等等。比如说戊子年，它是什么样的一个气候呢？戊子年的天干是戊，它的中运就是火，戊属阳，所以就是火太过。这是它的中运，主管一年的大致气候。而戊子年的地支是子，子午少阴君火，所以子年的司天之气就是少阴君火。司天之气是火，中运也是火，两火相加就是火上加火，这个是我们后边要讲到的天符岁会的内容。接着戊子年往下说，火盛则水气来复，就是说水气会来平衡火气，所以会有雨雪等灾害。两火相合，火比较旺的话，对于这个年份出生的人而言，比如说你出生时的年月日时，它的五行当中如果是火不足的话，那这个年份是不是能帮到你？它是能够帮到的。再比如说本来你的五行的火就比较多，比较盛，再到戊子年年份，天地之间的火也比较多、比较盛，那会怎么样呢？肯定是你的火就会更盛。

火在人体的五脏六腑里边对应什么呢？对应的是心。所以，这个人就很有可能容易出现一些上火、睡眠不好，或者是一些口腔溃疡之类的问题，这些问题都是典型的心火旺的状态。

我们能不能就以这样的一个方式去给人作一个论断呢？答案是不能。比如，我们看到有些人按年份把人分成几种体质，这种方法的好处是非常简便，但里边有一些东西其实是忽略了。每个人都有个体差异存在，就是说一个人在这个大的年份里，他可能有趋向于这个年份的中运、司天之气的这样一种体质倾向，但是他的出生年月日时和他的五行配比，也在一定程度上决定了他的体质状态。比如说这个人的先天体质，五行里没有木，那么相对而言，我们会认为这个人肝胆的功能可能会弱一些，而与肝胆相关联的筋、胆气、谋略、决断等的生理功能就也会弱一些。所以，这个人的性格可能就是偏向犹豫不决，偏向抑郁。因为从中医的角度看，木气不及带来的就是升发无力，肝气不疏。你抒发不出来一些不好的情绪，比如委屈等等就都会憋在自己的心里，憋着自己去消化而不是发出去。如果说你木气很足，那你可能就是容易发怒的一种性格，因为木气主升发，你发怒等于是把这个气给发了出去，不郁结也就伤害不了自己，反而容易伤到别人。

所以，抑郁和易怒两者之间其实是要取一个平衡的，你不能太过于偏向某一边，因为伤害自己和伤害别人都是不合适的。对于中医来说，调畅情志，它的出发点也就在这儿。我们说看到一个人的先天体质，他本来在这个木气上就已经比较弱了，但是他表现的可能会是一个肝木犯脾的症状。这个时候，你泄下他的木气，削弱他的木气，对于这个人的身体而言肯定是不好的，因为他的年月日时已经给到了他的身体一个先天体质的基本盘。

而后天我们所说的饮食、睡眠、情绪……它其实是一个很受当下的情况影响的事情，就是说它是时刻在变的。你不能因为他这两天着急上火了，我们就判定他这个人肝火上炎木气亢盛，然后你就去泄肝气。同样，也不能因为他这一段时间的脾胃不太好，我们就认为是木克土了，然后把这个木气往下给它泄一下，不能这样去做。正确的做法一定是我们要看到这个人，他先天体质是什么样的状况，他是什么样的五行强弱的状态，然后在这个基础之上，根据当下的年份、月份，甚至于有精力的话可以按日子来做调整，因为很多时候子午流注本身就是要按照这个日子来做调整的。

什么意思呢？比如说每天的每个时辰该扎什么经、什么穴位。凌晨三点到五点是肺经流注的时间，然后往后推，肺经、大肠经、胃经、脾经、心经、小肠经，然后膀胱经、肾经、心包经、三焦经、胆经、肝经。所以，调养肝胆就得在半夜的子时或丑时扎针或者喝药。子时是什么时候？晚上的十一点到凌晨的一点。那你说这个时候本来人就是应该睡觉的，可你非要给他扎针，或者非要去给他做一个什么样的一个干预，是不是不太好？但如果说他这个时候确实有这个需求，需要在这个时间做调理才好，那就另当别论。大多数的情况下，比如说你去医院，你不能专门就这个点儿去医院扎个针吧？

所以很多人理解的这个子午流注，就只是在一天当中、一个月当中去找他所对应的一个经络或穴位。如果你想处理一个什么样的症状，比如说肺火比较旺，那这个时候就要清肺经。肺经五行属金，金生水，所以你要用肺经的水穴，就是尺泽，用它把这个肺经的火气给它泄出来、引出来。

这种思路可不可行呢？也可行。但这是在一个很小的，还是完全在你当下的时空的这个范畴里去考虑这个人的状况，而没有和这个人的先天体质做一个结合。你要是和这个人的先天体质做了一个结合之后，你会发现有些事情是不能这么做的。因为你发现这个人所谓的肺火的症状可能不是因为他的肺本身怎样了，比如说中医有个词，叫作木火刑金。木火刑金是说因为肝木的这个气如果发不出去，就会郁积在胸腔这个地方，火曰炎上，郁积在胸中然后灼烤肺阴以致肺热。这个时候如果你再去清肺，那肯定是不行的。这个时候你不仅不能清肺，反而要去润肺，去滋养肺。本来是金克木，但是这个时候木火刑金，木反而伤害了金，也就是肺。这个时候我们就需要采取一些清肝火的思路，那就是不在肺经上做什么文章了，而是去肝胆经上找方法。原来的角度是聚焦症状本身，而现在的角度是不仅要关注症状本身，还要通过一系列的参照去看这个人现在的症状是这样，但是他背后深层的先天体质的根源究竟是什么样的。这个时候其实就已经将这个人的先天体质和当下的一个运气状态做了结合，而不只是考虑当下的一个时间流注的情况。

如果只考虑当下的一个时间的话，那是不是每天所有的人都用的是同一个穴位呢？如果是这样的话，那人和人之间还有区别吗？我们虽然常说辨证论治，但是辨证论治的前提是我们要做到天人合一。你没有做到天人合一，没有把人的先天体质和他所出生时候的天地之气考虑进去，以及把当下的年份月份甚至日子考虑进去，那就不是一个完整的天人合一。没有把真正的天人合一考虑进去，谈辨证论治就是有问题的，就会过于片面，不客观。

所以，我们去了解一个人的出生时间，以年月日时来看待这个人的先天体质给到我们的启发。我们如果要去帮助他，那我们就一定要明了这个人，他的五脏六腑的状态、气血阴阳的强弱、五行盛衰是一个什么样的状态，因为后天的饮食、情绪、生活作息都可以影响人的五脏六腑。出生时的气候状态，出生的年月日时与本身阴阳五行的状态，甚至于父母之精相合之时的身体状态，也在很大程度上影响这个人本身的五脏六腑的状态。所以，把先天和后天相结合的方法用好了，我们才能把这个人脏腑的问题、气血的问题、精气神等问题的根源找得更精准一些。

但是也不必事事都如此，比如说普通的感冒，我们还需要用这种方法吗？用不上，没必要，因为普通的感冒太常见、太频发了。通常感冒是有一个诱因的，比如吹空调、雨天淋雨，又或者是别的什么原因，我们把当下的外界的诱因和自身诱因带来的影响给它消除掉，不论是用针刺、推拿、艾灸，还是用中药，只要把这个诱因给解决掉了，那他的感冒很快就可以好起来。但是一些慢性病，比如糖尿病、高血压、高血脂等，我们就要分析他为什么容易有这些问题。因为我们发现有的人虽然得了这些疾病，但他自己本身的生活还是比较规律的，就是莫名其妙地得这些病了，感觉上就是比较"冤枉"。为什么别人抽烟喝酒什么事都没有，而自己这么恪守生活节律、注重健康的一个人，怎么就有这些问题呢？

这个时候我们就需要去看这个人的先天了，看这个人先天的体质里有没有带一些相关联的五行盛衰的印记，然后在这个印记的基础上去推导这个人大致的先天体质情况。所以，先天体质重不重要呢？很重要。如果我们没有去看他先天体质的状态，就永远只能困在复杂的变化之中找出口。什么意思？比如现在热了得了热证，寒了得了寒证，就只能手忙脚乱地去应付当下的一个症状，而不能解决身体内在的根本的问题。

如果我们看完这个人的先天体质，发现这个人木气比较弱的话，那我们后天调养的主要方向就是要把他的肝胆之气、木气补起来。比如，迎风流泪属于眼睛的问题，需要养肝，因为肝开窍于目。所以我们接下去看一些事情，可能就会有不一样的感觉。比如说帕金森，我们之前看过相当一部分帕金森患者的出生时间，结合五运六气一起推导过他们的先天体质，发现他们出生时间的阴阳五行的构成当中木气就是偏向不足的，或者说本身木气还可以，不算弱，但是他出生时的那个节令，当时的那个月份的气候对木气进行了一个比较大的克制，所以导致他整个与木气相关的生理功能表现得比较偏弱。肝主筋，木气不及筋失濡养，所以在遇到某一个年份的气与气之间相互冲突克制的时候，就会有相应的一些症状掺杂在里面，时间久了、严重了后就是帕金森。这些前期的症状可能就是拎东西的时候稍微一用力手就抖，拿筷子夹菜偶尔也会抖，吵架生气的时候经常抖，等等。

很多人觉得这就是缺乏锻炼，其实不是。锻炼本身能让你得到加强和提高，能让你原先只能做到五十分的动作，现在能做到六十分，甚至七十分，但是锻炼不可能让你从三十分变成一百分。这其实就是先天体质在人体健康当中的影响力，是一个量和质的区别。所以运气、先天体质的应用范围，在我们的生活当中是非常广泛的。

举一个案例，这个人已经去世了，走的时候刚满五十岁，是他的朋友后来找到我，说这人这么年轻就没了，知道我研究先天体质与五运六气，所以就来找我给看看。他出生的那年是一九六七年，属羊的。出生的时间是在四月初，所以我就给他推导了一下他的先天体质和当时的运气状况，由于没有出生的具体时间，我就只在年和月上做了分析。为了这个分析的逻辑性，我用了些专业术语，大家看一看。有前面我们打下的底子，相信大家一看就能明白。

男，属羊，出生于1967年阴历四月初

因胆总管堵塞破裂

卒于2017年阴历十月初

先天出生年月

丁未年　乙巳月

是年大运为木气不及，司天之气为太阴湿土。木克土，不和之年。所生之时为五运的第二运，主运客运都为太徵。木虚火旺。

是年司天为太阴湿土，所生之时为六气第二气的末尾，主气少阴君火，客气少阴君火。火旺。

先天体质——木气不足，心火无根。

卒于年月

丁酉年　辛亥月

是年大运木气不及，阳明燥金司天。金克木，天刑之年。所亡之时为主运的第五运初始，太商之末、少羽之初，金气旺盛、水气不足。客运为少羽，水气不足。

是年司天为阳明燥金，所亡之时为六气主气当中的第五气——阳明燥金，客气为厥阴风木。金盛木衰。

如果还觉得看不懂，那就往下看。

从这个人出生的年月来看，我们用五运六气当中的五行理论，可以推导出这个人大体的先天运气体质，为心火亢盛，木气不及。木生火，母弱子旺，升发之气不足，所以先天运气体质偏抑郁，易发肝胆、筋膜、关节类疾病。

而后果然就得了胆总管的疾病。在这之前，他已经手抖，患膝关节炎好多年。

再看 2017 年丁酉年十月份，我们得出了金气旺盛、水木之气不足的推导结论。金气乘木，又逢水气不足，木无水滋养，木气越发衰弱。出生之时木气衰弱的先天运气体质，遇上 2017 年十月份金气旺盛，水木气不足的节令气候，便成了天地之气摧垮生命的最后一根稻草。

木火土金水——肝心脾肺肾，依次推导，大家便可明了。

而五运六气与我们的生活最贴近的地方，其实就在这里。

如果我们提前明白了自己的先天运气体质，知道了自己的身体在什么样的年份、气候环境下会发生什么样的身体变化，然后及时地、早早地、正确地采取一些方法来调养和干预，会不会就可以让自己的身体状态更好、寿命更长、生命质量更高一些？这位已经过世的先生如果提前理解这些，或者说有人能指点他一下，他的健康、生命状态，会不会是另外一种结局？

不知道现在的你，是不是已经对天地之气多了一份了解和敬畏，是不是对真正的古中医学，多了一些认知的维度。

这还只是推导了五运六气，还没有推导先天体质五行，如果先天体质和运气一起推演，又会是怎样的一个透视生命的感觉？

天人合参、运气先天，才是天人合一的终极密码！

通过年份、节令、气候、出生时间推导出一个人的先天体质，然后结合每一年的五运六气，我们就能知道这个人在什么时间会出现什么样的健康问题，以及应该怎样去干预和调理。

例如今年（2022 年），壬寅年是一个什么样的运气状况？为什么会出现这样一个情况？每一个季度、每一个月，甚至每一周的运气情况是什么样？什么样的体质、什么样的人群在这样的运气状态下会出现什么样的问题？未来什么时候还会有这样的问题？

运气难学，难在文字蹇涩。《伤寒论》《黄帝内经》所讲的运气学说太过晦涩，常人根本无从入门。而之所以我们会觉得文字蹇涩，则是因为我们和古人的思维认知有着巨大的差异。古人眼里的天人合一，造就了五运六气这一中医学当中最为精妙的学问之一。所以这一部关于运气的讲义汇编，便是从最本原的历法和先天体质开始的，通过掌握这些最根本的运气学的知识，来为以后的运用打下基础。

地气

我们如果想把这个先天体质用得更深更精细一些的话，就不仅要考虑这个人出生的年、月、日、时的天干、地支，考虑他出生当年的五运六气，他的主气客气、主运客运之类的盛衰依从，还需要考虑一个东西，是什么呢？二十八星宿。

就是说这个人出生的那一天属于二十八星宿里的哪个星宿当值，二十八星宿其实就是木火土金水加日月二星所组成的。二十八星宿分属四方——东南西北，所以二十八星宿当中不同的星宿当令，那它所主的这一天的天地之气就是不一样的。如果把这些也都参照进去的话，那么我们对于这个人的先天体质的考虑，才算是比较全面的。

但是这还不够，还有更全面的，更全面的是什么呢？是地气，就是这个人出生的时间在这个季节的地气上的一个更为精细的五行的状态。很多人认为这个就是我们讲的五运六气，其实不是，这个比五运六气的推导还要精细。五运讲的其实就是春、夏、长夏、秋、冬，六气则更进一步，将一年分为六份去看。

之前我们讲过角、徵、宫、商、羽对应的是五运，它整个的用法都是围绕着太少相生去推导的。而六气则都是围绕着厥阴风木、少阴君火、少阳相火、太阴湿土、阳明燥金、太阳寒水去运行的，并且在值年和流年上做了区分，也就是主气和客气的区分，然后把五运和六气结合在一起用。

但是，真正地气的五行和阴阳其实是比这个要精细复杂得多，它的精细复杂到了一个什么程度呢？它精细到了每月的每一天是属于阴阳五行当中的哪一个。

举个简单的例子，比如一月，从立春开始算，每年的第一个月我们一看说是春天，春天属木，所以一月肯定就是木气当令。如果要按运气来算的话，肯定就属于厥阴风木。但是在这里边也分，分什么呢？分日子。比如说一月的前七天是戊土，后面的七天是丙火，最后的十六天是甲木。七加七再加十六等于三十，正好一个月。所以你看同样的一个月，在这个春天木气旺盛的节令里，它不仅有甲木，还有戊土和丙火。如果说你出生的时间正好是在一月的头七天或者中间七天，或者是最后十六天，那地气的五行就截然不同。只有把这些天地之气尽可能多地考虑进去，那么我们对于这个人的先天体质才算是考虑得比较全面的。

可是这就够了吗？还远远不够。你不仅要看这个人的出生时间，还要看什么呢？还要看这个人的地域。出生时间是一回事，地域又是另外一回事。比如说原本这个人的生辰五行缺水，可是他出生在了北方，北方属水，那这个地域的五行就可以补一补他出生时间的五行。再比如说这个人火气不足，可是他出生在南方比较热的地方，南方五行属火，那这个南方火就可以补一补他出生时间当中缺的火。

但话又说回来，有些人本身的生辰五行原本比较均衡，是一个相对平和的五行关系，可是他出生的地域可能会影响他的这种平衡的五行关系。这就是我们一直在强调的天时地势，是和人的生命健康密不可分的。

举个例子，原本这个人的五行比较平均，彼此之间的力量关系相对平衡，可是他出生在东方，东方属木，木气就会打破他原本平衡的五行关系，就会影响到他的与木气相关的生理功能，例如肝胆疾病或别的关联症状。由一个平衡的状态到一个偏盛的状态，这里面就有了地势这个变量因素。

所以，我们去看一个人的先天体质的时候，要考虑的东西其实是非常多的。就像我们一开篇就讲的，你要考虑他的地势、出生时间的天干地支、出生时的天时等因素。

同样是生在南方，生在南方的冬天和生在南方的夏天，情况大不一样。夏天的南方肯定就是火上加火，冬天的北方肯定就是水上加水，春天的东方就是木上加木，秋天的西方就是金上加金……都要考虑进去。所以很多人说这个太难学了，难在哪？难在需要参考的东西实在太多了，而一般情况下我们根本就考虑不了那么多。可是想学好五运六气，想用好五运六气，就必须把这些知识点学明白。

如果这些知识学不会，那你看很多东西就只能看到一个大概，就像我们经常问：为什么这个人用就好用，那个人用就不好用呢？五运六气想要学好的关键点其实不在《黄帝内经》上，而是在易学和传统文化上。五运六气的很多知识点是《黄帝内经》没有的，所以如果只是抱着《黄帝内经》去学，去理解，那么一定有很多东西终其一生都难以领会，因为解五运六气这把锁的钥匙在别处。找不到这把钥匙，就只能是学习五运六气本身，例如太少相生、主气客气、运气相合等；而只有掌握了开这把锁的钥匙，我们才能真正地进入运气学说的大门。

当别人还在苦苦寻找答案的时候，你由于学到了《黄帝内经》之外的知识，那你看待五运六气的境界和高度就会不一样，就可以跳出这个圈子去看它，而不是困在其中上下求索而不得。

掌握了核心的要点之后，别人只能看到一二三，而你能看到四五六，甚至七八九，这其实就是一个质的飞跃。这个质的飞跃最直接的用处，就是你可以找到个体和个体之间的不同。通常讲，五运六气还是聚焦在五运和六气的本身，对个体的关注和分析还不够。对个体的分析不够就意味着我们不能将五运六气用到最好，况且如果真的是有些人好用，而有些人不好用，感觉像是撞运气的话，那就会动摇大家对五运六气的认知。

释解阴阳变化

怎么讲好中医，把我所理解的中医思想认真严谨地告诉大家，是我这些年一直在努力的方向。大伪大真、大恶大善，如同这宇宙乾坤的玄奥之道，变化无穷难以辨别。我唯一能做的，就是认真地将我的理解，结合古籍经典的论述来为大家全方位地呈现中医这门学问。诚然，医道精深，我的讲解不免有所不足，但只求做到尽己所能为大家讲好每一次课，以示对众读者及往圣先贤们的敬意。

阴阳未判之时，天地间一气混茫，其如一鸡子。鸡子嘛，阴阳未分。在这一混茫之气中，有阴阳两种属性，而阴阳之性不外乎就是清浊，阴阳分判之后，其清则浮而升，其浊则沉而降，此乃自然之性。清者升而为阳，浊者降而为阴，阴阳不同位，是为两仪。在清浊之间有一枢纽，叫作中气，取其居中、交通之意。中气者，阴阳升降之枢轴，也就是土。

枢轴的运动，以河图之数来看，则清气自左旋，一三五七九，升而化火；浊气自右转，二四六八十，降而化水。之所以以河图来看，是因为河图为论天之数，上而化火则热，下而化水则寒。

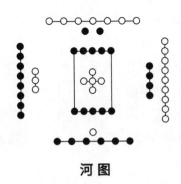

河 图

以阳之气来看，大地受天水之润泽，阴阳交合，而令万物生发。万物生发葱葱郁郁，其气温而向上，升而不已，绵绵不绝，名之曰木。木携地气上升，温积而成热，所以化火。

阳极转阴，阴极转阳。阳上升至天后而转阴，阴气凉而下降，令万物萧瑟。阳升阴降，降为阴，下降之时其气愈凉，降而不已，名之曰金。金携阴气下降，积凉成寒，所以化水。

而水、火、金、木，其实就是四象。四象代表的是阴阳的升降状态，木火为升，金水为降，因为其都要交会于土，所以也叫中气之浮沉。木火金水分开讲就是四象，合起来讲就是阴阳。阴阳之性升降沉浮如果想要显现出来，就必须要建立在一个固定的参照线上，而这个参照线就是土。土为中气，居中央以养四方。所以归根结底算下来，其实就是讲土，讲中气的变化。

木火金水，四象轮旋，代表一年四季，四季为一年（以升降沉浮论），所以一年为一个圈。阳升于前半年，阴降于后半年。阳讲的是升和浮，所以阳之半升则为春，为木，全升则为夏，为火；阴讲的是降和沉，所以阴之半降则为秋，为金，全降则为冬，为水。春生夏长，对应四象就是木火之气，所以说春温而夏热；秋收冬藏，对应四象就是金水之气，所以叫秋凉而冬寒。土居中央以养四方，所以土本身并没有固定的一个位置，在前面的讲义里我们讲过，土居十二地支的辰戌丑未，把土也分阴阳的话，就是辰戌戊土和丑未己土。辰是三月，未是六月，戌是九月，丑是十二月。每个季度都有土气的存在，也就是说土气是随着木火金水的升降沉浮来完成自己作为中气以养四方的变化的。作为阴阳之气的枢纽，按照木火金水四象的轮转关系，土气就应是在火和金之间，也就是夏秋之间，按照五运对应五季（春、夏、长夏、秋、冬）来算，以大寒日起第一气（木气），五运每运为七十三日零五刻，按照木火土金水的次序，则木运起于大寒日，火运起于春分后十三日，土运起于芒种后十日，金运起于处暑后七日，水运起于立冬后四日。按照这个来算，土气在一年当中司令的时间就是在大约夏至前至白露前的两个半月里。至此，木火金水四象及中气（土气）俱全，就是我们一直用到的五行。

释解五行生克

五行俱全之后，这个时候再去领会五行，就不能单单是升降沉浮了，升降沉浮是阴阳的范畴。在五行之中还有其更为具体的变化，就是生克盛衰。生是母子关系，而克就是敌我关系。木火土金水的次序，其实就是升、浮、化（土气居中以养四方）、降、沉，是符合阴阳之道的次序，所以五行的相生就是按照这个来的：木生火—火生土—土生金—金生水—水生木。但这个是运行的次序，而非原本天地五行的次序，天地五行的次序我们后面会讲到，这里先只讲运行的次序。

我们通篇讲到这里，其实关于五行的相生已经不需要再着墨太多了。严格意义上的五行排位和次序牵涉古天文学的内容，在这里我们不多讲，后面如果需要用它来解释别的，我们再讲。

既然知道了五行相生，我们就来讲讲五行的相克。

"克"其实就是压制、克制的意思。通常我们理解金克木、水克火的逻辑，就像是理解斧头劈木柴、水灭火一样，是一种具体形质上的逻辑，实际上不是这样的。金克木讲的其实是降克生的关系，木气上升太过就需要金气的收敛肃降来平衡。这种平衡是一种阴阳的平衡，而非具体物质的平衡。君不见还有木火刑金等的存在，当木气上升的力量太过于强大的时候，同样可以反制金气，使金气不能肃降，灼烤肺阴。所以如果是具体形质上的克制的话，这种情况就不会出现，因为木柴无法与斧头相抗衡。而只有升降沉浮的时候，五行之间的生克才可以成立。所以，五行的相生相克，是皆以气论而非以形质论的。

所以从五行的属性来说，木火土金水的本身就都是一种代表了一定特性的存在，所以它的生克关系其实就是一种现象概括。在生克之外，还有乘侮。乘和侮本质上是一种超出正常制约关系的现象，也可以理解为是一种病理现象。乘为过分的克制，侮为反克、逆克。这种异常的五行之气造成了原本正常有序的五行关系（升浮化降沉）出现混乱，比如前面讲到的木侮金。在原本的五行关系里，下降的金气是克制上升的木气的，也就是说金制约木。但当金气太弱或木气太盛的时候，木就反过来克制了金。肝属木、肺属金，肝升肺降，木升金降，当木气太盛升发过度时，便会克制金的肃降，肺气不下被木火熏灼，便是木火刑金。而之所以是金克木而不是木克金，除了升降本身的区别之外，还有杀伐和生发的区别。杀伐之气克制生发之气，就像使一个生命消逝比使一个生命诞生要容易得多一样。而以气不以质（形质），就是论功能而非论实质器官的意思。在质（形质）的层面，五行所关属的脏腑器官，仍然有着其恒定不变的功能属性。而五行生克所带来的影响，主要还是体现在五行相关联的脏腑器官的功能强弱上。

天地之位，以河图来看，水在北、火在南、木在东、金在西，所以四方之中北寒南热，东温西凉。木在东，阳升于东，则温气成春；火在南，阳升于南，则热气成夏；金在西，阴降于西，则凉气成秋；水在北，阴降于北，则寒气成冬。春之温生夏之热，夏之热生秋之凉，秋之凉生冬之寒，冬之寒再生春之温，生壮老已，便如此循环往复而不休。

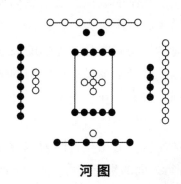

河图

土为四象之母，为中气之枢纽。之所以是火生土，还是因为土寄居于火之后。土气在一年之中分得七十三日零五刻，时间涵盖五月中到七月末的两个半月。我们之前在讲十二地支的时候，讲过十二地支的五行：子中癸水（十一月），丑中己土（十二月），寅中甲木（一月），卯中乙木（二月），辰中戊土（三月），巳中丙火（四月），午中丁火（五月），未中己土（六月），申内庚金（七月），酉内辛金（八月），戌中戊土（九月），亥中壬水（十月）。所以，六月在五行上土就是比较旺的，再加上我们之前讲过的六气之中的太阴湿土在丑未之上，所以其湿气重。

之所以不说土气却说湿气，是因为土居中央，时逢一年的中间，火上升于上，水下降于下（参见河图），水火上下交织，寒热相逼，水火交织于土，便化为湿。

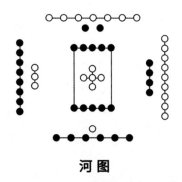

河 图

所以，在一年当中月份的五行上，我们可以认为土是落脚在六月之上的。土在此化湿，湿者，水火之中气。土寄位于西南（参见后天八卦图），在后天八卦中为坤卦，位居未申之上，南热而西凉，所以叫火生土、土生金。

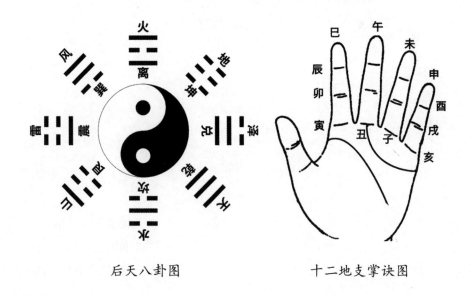

后天八卦图　　　　　十二地支掌诀图

相克，是指五行之间存在着有序的递相克制、制约的关系。例如，木性发散，敛之以金气，则木不过散；火性升炎，伏之以水气，则火不过炎；土性濡湿，疏之以木气，则土不过湿；金性收敛，温之以火气，则金不过收；水性降润，渗之以土气，则水不过润。

五行轮转，各有帮扶制约，寒热温凉，此皆气化自然之妙。

释解脏腑生成

天人合一，谓人与天地相参。

阴阳作为万物衍化的开端和根本，可以算作是天地之气的变化之始。人居仙鬼之间，集阴阳为一身，阴阳俱半，所以为太极。

太极其实分为两种状态，一种是混沌未分之时的原始混沌之气，一种是阴阳分化后的衍化之气。原始混沌之气初凝之时，其阴阳多少、清浊纯杂、厚薄完缺，已然明了。而后天的灵蠢寿夭、贵贱贫富，其实也早已在先天之气中有所定数。先天之气奠定生命根基，所以也叫命禀于生初。

所谓的太极之气，之所以分始前始后，是因为如果从气的角度去看人与天地的话，其实它们的物质基础来源和属性是一样的，即都是由混沌之气所化而成。而之后所谓的灵蠢寿夭，贵贱贫富，则是由于混沌之气在之后的化生过程中产生了变化。由混沌所化的阴阳五行之气随着天时、地势、人和的不同状态而使气的转化出现不同，即所谓的命各不同。天时可大致理解为受孕和出生时的天之阴阳五行之气的盛衰多寡，也就是我们讲的五运六气。地势可大致理解为受孕和出生时所处地域的阴阳五行之气的不同，是所谓一方水土养一方人，地域气候和饮食结构能在很大程度上影响人的基因和体质，甚至性格等，也就是我们所讲的地气。而人和则是指父母在受孕和怀孕之时的身体状态（精血盛亏），同样也影响了所孕育之人的身体状态，再加上胎儿出生时间的阴阳五行之气的多寡，也就是我们讲的先天赋予和生辰五行。天地人三者时刻相互影响，其共同影响的结果在最终的生命个体上体现出来的不同的状态，便是阴阳命运之道。

原始之气，混沌化生，是谓阴阳，而阴阳之间，是谓中气。中气也就是我们讲过的土。中气居中，阳升阴降，为之枢纽者是为土。五行分阴阳，土为戊己，中气左旋，则为己土；中气右转，则为戊土。此处的左旋右转仍需参照河图，阳者上升，阴者下降。《周易》之中泰卦上阴下阳，否卦上阳下阴，之所以有此不同，则是因为阴阳唯有上下交通方能循环往复，如果阳上而不下，阴下而不上，则阴阳相格，各自为政不能交通，不能交通则天地不存。戊己土，戊土为胃，己土为脾。阴升阳降则己土上行，阴升而化阳，阳升于左，左旋则为肝，也就是木；再升于上，则为心，也就是火；戊土下行，阳降而化阴，阴降于右，右转则为肺，也就是金；再降于下，则为肾，也就是水。木火为升，肝属木而心属火，金水为降，肺属金而肾属水，升降轮转，是谓人之五行。

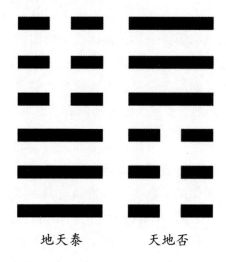

地天泰　　　　天地否

五行之中，各有阴阳，阴生五藏（脏），阳生六府（腑），脏为阴，腑为阳。前面讲过五行对应的天干属性为甲乙丙丁戊己庚辛壬癸，分别为甲乙木、丙丁火、戊己土、庚辛金、壬癸水。其中甲、丙、戊、庚、壬属阳，乙、丁、己、辛、癸为阴。

脏者藏精气，腑者传化物。以五行阴阳对五脏，则肾为癸水，膀胱为壬水；心为丁火，小肠为丙火；肝为乙木，胆为甲木；肺为辛金，大肠为庚金；脾为己土，胃为戊土。五行各一，唯独火分君火相火。君火相火之中，藏（脏）有心主（心包）相火之阴，府（腑）有三焦（布散精微）相火之阳。

释解气血原本

气血阴阳与脏腑营卫。

肝藏血，肺藏气，而气原于胃，血本于脾，这是为什么呢？

在中医学的概念里，万事万物都以阴阳来划分它的属性。在气血的阴阳里，本着阳清阴浊、阳轻阴重、阳无形阴有形的原则，则气属阳、血属阴。我之前讲过阴阳上下相互交通的意义，阳虽在上，但必须下降与阴交通；阴虽在下，但必须上升与阳交通。所以肝藏血、肺藏气，肝和肺在气血阴阳交通的概念里，其实是代表气血升降的关系。肝五行属木，肺五行属金，在河图的方位图中，木在左，金在右。左升右降，所以气血与肝肺相合，肝肺与木金相合，则肝藏血以阴升，肺藏气以阳降，阴升阳降、血升气降，以成循环之势。

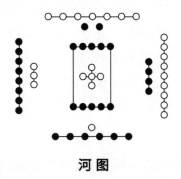

河 图

在河图五行之气的运转上，土居中央，为枢纽。所以脾土左旋，脾土属己土，为阴，阴升，生发之令畅，故温暖而生乙木，乙木者肝；胃土右转，胃土属戊土，为阳，阳降，收敛之政行，故清凉而化辛金，辛金者肺。十二地支化六阴六阳之中，子午为极，子为六阴尽一阳生，午为六阳尽一阴生。

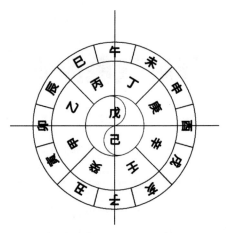

天干地支对应五方图

我们前面讲过，地支在时辰上，把一个时辰分为八刻，一刻十五分钟。午半阴生，午半为八刻之中的中二刻（11：45—12：15）。阴生则降，三阴右降，午之后为未—申—酉，右降。三阴指酉，未是一阴，申是二阴，酉就是三阴。酉居正西，为肺金。肺金就是表示心火清降，因为以午位属正南，五行属火归心来算的话，肺气便居西，属降气清凉而性收敛。子半阳生，子半为八刻中的中二刻（23：45—00：15）。阳生则升，三阳左升，子之后为丑—寅—卯，左升。三阳指卯，丑是一阳，寅是二阳，卯就是三阳。卯居正东，则为肝木。肝木为肾水温升之象，是为水生木。以子位属正北五行属水归肾，向上，所以说肝血温暖而性生发。肾水温升而化木，是由己土之左旋而来，因为脾为生血之本；心火清降而化金，是由戊土之右转而来，因为胃为化气之源。

而脾生血胃化气，其实皆为阴阳之势而然，细读上文，便可明了。

气既统于肺，所以凡脏腑经络之气，皆肺气之所宣布（宣发布散），其在脏腑则曰气——精气，而在经络则为卫（护卫之气）。血既统于肝，所以凡脏腑经络之血，皆肝血之所流注（流淌输注），其在脏腑则曰血——精血，而在经络则为营（营养运行之血）。营卫所说的，其实也就是经络之气血。之所以分出营卫，则是因脏腑属静，为阴（与经络相对而言），精气精血以藏为用。经络属动，为阳（与脏腑相对而言），则营卫之气血在经络，其性质则以动为用，所以要分而论之。

释解精神化生

精神化生——精神气血与阴阳脏腑。

肝左肺右，肝藏血肺藏气，血属阴气属阳，血升而气降。所以肝血温升，升而不已，温化为热，则生心火；肺气清降，降而不已，清化为寒，则生肾水。

该怎么去理解呢？

水之寒者，五藏之悉凝也。水生万物又藏万物之精，是以木火土金水。循环一周之后，其未被消耗掉的精血精气则潜入肾中封藏，以备生发。水属阴，藏精亦为阴，肾藏精为的是更好地生发，所以曰阴极则阳生。故纯阴之中，又含阳气，便是此理。火之热者，六府（腑）之尽发也，指全身精气血皆以全力生发。精气血生发消耗能量之后，能量不足便需下降至肾取封藏在此的精气精血，以补充能量再次循环，所以曰阳极则阴生。所以纯阳之中，又胎阴气。胎：孕育的意思。所以，健康的体魄必然要保证精气血的充沛，才能在耗散之后封藏有余。阴中有阳，血中有气，则水温而精盈；阳中有阴，气中有血，则气清而神旺。精与神，有形无形相互依存而转化。

神无形，发于心，是为血升之极乃无形，无形则化神，神为思维才智等。方其在肝，神未旺，而已现其阳魂。肝为升半，血升于此仍为有形之品，故神未旺也。精藏于肾，方其在肺，精未盈也，而先结其阴魄。金生水，血升于极，消耗过后存留的精气血随气下行，入于肾，经于肺，故先结其阴魄。所以，《素问》有"随神往来者谓之魂，并精而出入者谓之魄"之说。

魂：指能离开人体而存在的精神；魄：指需依附形体而显现的精神。道家称人身有"三魂七魄"。《抱朴子·地真》曰："欲得通神，当金水分形，形分则自见其身中之三魂七魄。"

关于魂魄，这里简单引一些说法。古人认为魂魄指人的精神灵气，我更多地认为"魂魄"两个字其实只是一种概括了某类现象的名词，与所谓的神鬼无关，更不是所谓迷信。就像现在我们常说的细胞、微量元素一样，只是一种为了表述和归类某类现象和事物的名词。古人认为魂是阳气，构成人的思维才智；魄是粗粝重浊的阴气，构成人的感觉形体，魂魄（阳阴）谐调则人体健康。人死后魂（阳气）归于天，魂（思维才智）与魄（形体）脱离，形体骨肉（阴气、魄）则归于地下。魂是阳神，无形；魄是阴神，有形，所以道教才有"三魂七魄"之说，此处暂且不论。

《内观经》曰："动以营身之谓魂，静以镇形之谓魄。"营身为阳，镇形为阴。孔颖达疏："魂魄，神灵之名，本从形气而有，形气既殊，魂魄各异。附形之灵为魄，附气之神为魂也。附形之灵者，谓初生之时，耳目心识、手足运动、啼呼为声，此则魄之灵也。附所气之神者，谓精神性识渐有所知，此则附气之神也。"

初：先始也。

所以阳气方升，未能化神，先化其魂，是为阳也，阳气全升，则魂变而为神。魂者，神之初气，故随神而往来。阴气方降，未能生精，先生其魄，是为阴也，阴气全降，则魄变而为精。魄者，精之始基，故并精而出入。

释解五官开窍

肝窍于目，心窍于舌，脾窍于口，肺窍于鼻，肾窍于耳。五脏之精气，开窍于头上，是谓五官。

关于五官开窍的取类比象的讲解，我在别的文章里有过比较全面的讲解，我引一段过来，以方便大家能够理解结论背后的思维，能更好地以一种中医的思维方式去进行之后的学习。

五官、头部七窍：耳、目、舌、口、鼻。五官七窍分别由五脏所主，为"肾开窍于耳""肝开窍于目""心开窍于舌""脾开窍于口""肺开窍于鼻"。肾者为水，水在下，故司下之水液（前后二阴也归肾管，这里暂且不讲）；为先天之本，父母之精相合，天地之气相交，成胎。胎居母之子宫，初早无视无嗅、无触无味，只以耳听，有天地混沌隆隆之音。是以肾开窍于耳。这个天地隆隆之音其实就是连接母子的脐带，在母亲血脉跳动时，血液流经脐带进入胎儿循环系统的声音。大家可以听一下自己身上的血管跳动的声音。"肝开窍于目"：肝者为木，木者寻光向阳，以利生长，故开窍于目。目者审视觉察，趋避利害，以供谋略决断，是以肝开窍于目。"心开窍于舌"：心者为火，火为丽（火为离卦，离者丽也），心主神志，神志之体现为言行、为证明、为表达，故是以心开窍于舌。"脾开窍于口"：脾者为土，土者受盛运化，食以口入，如苗种藏入土中，故是以脾开窍于口。"肺开窍于鼻"：肺者金也，宣发肃降，主气之输布，察味之清浊，气味皆从鼻入，故是以肺开窍于鼻。

中医讲五官为五脏之"外候"，"外候"就是五脏在外的使者的意思，所以又称为五脏之"苗窍"，是以《灵枢·五阅五使》云："鼻者，肺之官也；目者，肝之官也；口唇者，脾之官也；舌者，心之官也；耳者，肾之官也。"又说"五官者，五脏之阅也"。阅：观察，通过五官便可知五脏的意思。

五脏五体五官俱全，则气血精微出入之循环已成。内以立，而是以生五华。

手之三阳，自手走头，足之三阳，自头走足。这里讲的是经络中阴经、阳经的起始循行方向，具体的内容我以后会讲，十二正经加任督二脉的循行是一个十分有趣的存在，能从很多层面去解释一些疾病或症状之间的关系。

头为手足六阳所聚会之处，六阳也即六腑也。脏腑阴阳，五脏阴也，阴极生阳，阳性清虚而亲上，所以聚会在头，清虚之极，则神明出焉。五脏各有神，五神之精气，上通七窍，故声色臭（xiù）味，乃能辨别。

而官窍作为神气的门户，如果清阳上升，则七窍空灵；如果浊阴上逆，则五官窒塞。清升浊降，其性使然，七窍以空灵为用，所以喜清而恶浊。

人在少壮之时，清升而浊降，所以上虚而下实；人在衰老之时，清陷而浊逆，所以下虚而上实。这里的虚指的是清气，实指的是浊气。七窍之空灵者，以其上虚以充精气；五官之窒塞者，以其上实而壅浊气。所以人之虚实，如果以清气浊气论，则其实（健康）者，以其虚（清气盛），清气盛，人康健；而其虚（疾病）者，以其实（浊气盛），浊气盛，人有疾。

五官以虚为用，用清气；四肢以实为用，用气血。如果虚实颠倒，人体便会生病。

五行之气在人体

学中医最难的是什么？

我在很多时候会思考一个问题，就是为什么有很多人难以接受中医，即使中医治好了病，也是只知中医好，却不知中医为什么好。直到我后来专门去研究中医经典医籍，才慢慢地解开了这个谜团。

我一直的主张就是"好用派"，中医也好，西医也好，谁的效果好，我就用谁的。任何一门学科或技术都有它的优势或局限性，尊重、认同、理解、接纳是一种正确的学术态度。西医之所以好理解一些，是因为我们从小接受的教育就是数理化，对于细胞、分子、元素等学名都不陌生，甚至都还略知一二，日常还可以拿来小用一下。中医之所以比较难以理解，是因为它的理论学说当中所讲的内容是我们从小都未曾接触或者接触不多的，而古人所云"秀才学医，笼中捉鸡"，便是因为古人从小受的教育就是中国的传统文化，阴阳五行、生克制化、寒热温凉、四气五味等概念熟稔之极，所以读起医书来便容易许多。中医原本就来源于中国传统文化，属于一个知识体系里的东西，因而就更容易理解了。

肝属木，所以一切去对应木的属性，则其色青，青：翠绿之色。其臭臊，臊：像尿或狐狸的气味。此处指树木汁液的味道。其味酸，其声呼，呼：怒气之发。其液泣，泣：肝开窍于目，以泪为液。

心属火，一切去对应火的属性，则其臭焦，焦：火烤焦的意思。其味苦，其声笑，笑：喜气之发。其液汗，汗：心主血脉，汗血同源，所以其液为汗。其色赤，赤：火红之色。

脾属土，一切去对应土的属性，则其味甘，其声歌，歌：思虑之发。其液涎，涎：脾开窍于口，口水也。其色黄，黄：中原土之色。其臭香，香：土气孕育之气。

肺属金，一切去对应金的属性，则其声哭，哭：悲气之发。其液涕，涕：肺开窍于鼻，故在液为涕。其色白，白：茫茫萧瑟之色。其臭腥，腥：生肉、鱼虾之气。其味辛。

肾属水，一切去对应水的属性，则其液唾，唾：肾与心交于舌，肾水上行，则为唾。其色黑，黑：幽深之水色。其臭腐，腐：腐烂恶臭。其味咸，其声呻，呻：恐惧之发。

五味暂且不讲，因为其理论比较复杂，我们放到后面的文章去分析。这里重点讲一下五色，五色者黑、赤、青、白、黄（以河图之数——水火木金土为序），对应肾、心、肝、肺、脾。肾者五行为水，水者天一，天一为万物初始之母，万物初始为混沌，混沌者青赤黄白不分，混蒙故其色玄，玄者黑也。引申入五脏，则肾者色黑。心在五行为火，火者地二，地二为地者受天一之润泽而生化，化无形为有形，其形充充，其状类类，向上华丽，丽者离卦，离卦火也，火者色赤。引申入五脏，则心者色赤。肝在五行为木，木者天三，水火相交而成万物，万物阴阳交织，其色玄赤黄白不分，其性浊，浊者色青。引申入五脏，则肝者色青。肺在五行为金，金者地四，水火相交而成万物，万物负阴而抱阳，冲气以为和。万物生长繁茂，无以制约，故有冲气。冲气者性刚而杀伐，无生机之葱郁，化收之温厚，茫茫而无所有，故为色白。引申入五脏，则肺者色白。脾在五行为土，土者天五，水火相交而成万物，万物负阴而抱阳，冲气以为和。万物有生有杀，消长平衡，和而化之，再生万物，其性为土德，故土者色黄。引申入五脏，则脾者色黄。关于"万物负阴而抱阳，冲气以为和"的解释，我会在后面讲到。

肝藏血，人之一身全赖气血濡养，所以以肝主五色，因为血入五脏，所以五脏之色，皆肝气之所入。入心则为赤，入脾则为黄，入肺则为白，入肾则为黑。

心主血脉，心气推动血脉运动，荣养官窍，所以心主五臭，五脏之臭，皆心气之所入。入脾则为香，入肺则为腥，入肾则为腐，入肝则为臊。

脾主运化，水谷精微转化于此，所以脾主五味，五脏之味，皆脾气之所入。入肺则为辛，入肾则为咸，入肝则为酸，入心则为苦。

　　肺司呼吸，调百脉运行，气息轮转于肺，所以肺主五声，五脏之声，皆肺气之所入。入肾则为呻，入肝则为呼，入心则为言，入脾则为歌。

　　肾主骨生髓，藏精，精津藏于此，所以肾主五液，五脏之液，皆肾气之所入。入肝则为泪，入心则为汗，入脾则为涎，入肺则为涕。

五味

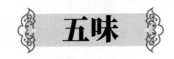

酸、苦、甘、辛、咸五味如何而来？

先讲点理论作铺垫。

木曰曲直，曲直作酸。曲直：曲者阴木，阴木为乙木，比作藤蔓根系；直者阳木，阳木为甲木，比作枝干。酸者，树木之味，味凝涩而成形，合木生长条达之性，故曲直作酸。

火曰炎上，炎上作苦。炎上：热而向上。火分阴阳，阴为丁火，比作火苗；阳为丙火，比作大火。苦者，焦火之味，味熏而上行，合火炎上之性，故炎上作苦。

金曰从革，从革作辛。革：护卫、变革。金分阴阳，阴为辛金，比作袖箭；阳为庚金，比作大刀。辛者，金戈之味，味清冷如铁腥，合金收敛杀伐之性，故从革作辛。

水曰润下，润下作咸。润：滋润濡养。水分阴阳，阴为癸水，比作深海；阳为壬水，比作洪流。咸者，海水之味，味重而下行，合水沉敛封藏之性，故润下作咸。

土爱稼穑，稼穑作甘。稼穑：播种收获。土分阴阳，阴为己土，比作水田；阳为戊土，比作旱田。甘者，土地之味，味厚重而化物，合土承载运化之性，故稼穑作甘。

从五行属性上来看，火性炎上，上炎则作苦。水性润下，下润则作咸。木性升发，直则升而曲不升，郁而不升，是以作酸。酸者，树木之味，味凝涩而成形也。金性降敛，顺气则降而革则不降，滞而不降，顺气指金生水而降，革指护卫，滞为停滞，气不下则肾水无源（金生水），肾水无源则形体枯槁，状似草木凋零，故作辛。辛者，清冷杀伐。

五行阴阳需相互交通方能成用，所以火应下行，水应上行，使坎离交媾（坎离：八卦中水火两卦。坎为肾，离为心。），龙虎回环，则火下，炎而不苦；水上，润而不咸。木直升而不酸，金从降而不辛。

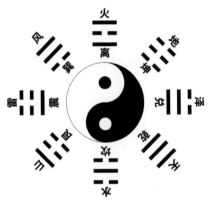

后天八卦图

木金者，其实就是升降之气，水火依二者升降，是以水火所由以升降也。木直则肾水随木而左升，金从（顺）则心火随金而右降（参见河图）。木曲而不直，水气不得升发，则肾水下润；金革而不从，火气停滞而不下降，则心火上炎。火与金，对应心和肺。在中医理论体系里，心为君主，发号施令，肺为相傅，布散执行。所以心推动气血，赋予动力，肺则布散执行，助其濡养周身。所以若肺气不降，则心所推动的气血布散不利，停滞郁结，周身失养，神形枯槁，便发而为病，象同草木凋零，而为辛。辛：清冷杀伐无生机的意思。

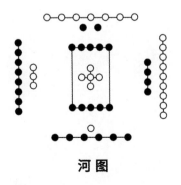

河图

而人之交济水火，升降木金之权，总在于土。土者，水火金木之中气，居中以应四方，左旋则化木火，右转则化金水，如同四象之父母。不苦、不咸、不酸、不辛，是以味甘。己土不升，则水木下陷，困结精血郁迫而作酸咸；戊土不降，则火金上逆，灼烤精血无制而作苦辛。土主五味，四象之酸苦辛咸，皆土气升降主之，土气升降失调而五味出。

土居中央以养四方，所以四象之内，皆含土气，土郁则传于四脏，而作诸味。所以调和五脏之源，职在中宫。

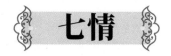

何为七情？喜、怒、忧、思、悲、恐、惊也。

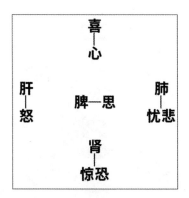

肝之气风，其志为怒。肝，五行属木。风，其意为木气携水气升发于上，与下降的金气所携火气交会于天地之间，阴阳交互，两气相搏而成风。意指春天，万物初始之意。

心之气热，其志为喜。心，五行属火。热，火气蒸腾于上则热。意指夏天，万物华丽茂盛之意。

肺之气燥，其志为悲。肺，五行属金。燥，金气收敛肃降为燥，天地生气被金气收敛杀伐，生机大减，所以为燥。意指秋天，瓜熟蒂落了无生气之意。

肾之气寒，其志为惊恐。肾，五行属水。水者封藏在下，意指冬天，冰天彻地之意，故为寒。

脾之气湿，其志为忧思。脾，五行属土。土居中央，为枢纽，水火阴阳交会于此，所以可赋予万物能量以使其转化而为所用。例如说一粒玉米种子长为一棵玉米，结成玉米棒，全靠土中的营养供应。因其是在枝叶茂盛之时转化成熟，所以意指长夏，土气转化为果实的意思。土为天地阴阳之枢纽，上有火下有水，水火交织，故为湿。

阴阳之中，阳升而化火则热，阴降而化水则寒。离火上热，泄而不藏，是为心气。心气主血脉，血脉中的气血随肺气的收敛布散下行而达周身，藏之于坎宫，坎宫为肾。是以敛之以燥金，则火交于坎府。坎水下寒，藏而不泄，是为肾精。水生木，木气携水气升发向上，交于心，是以动之以风木，则水交于离宫。

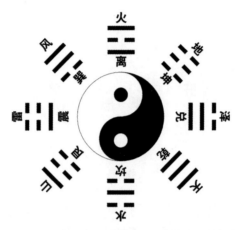

木生而火长，金收而水藏。木为半生，未能完全舒发，发而不能尽出，积郁胸中，则郁勃而为怒。火为升发之极，尽情而发神气畅达，所以为喜。肺为半收，将至闭藏，阳气困顿意气消沉，则困落而为悲。水为封藏，幽远深邃不得用，阳气蛰伏神志失养是所以恐。

万物之情喜升而恶降，升为用，降为藏。升为得位，降为失位，得位则喜，未得则怒，失位则惊恐，将失则悲，皆是自然之性而已。就如同人们喜得不喜失一样。土为枢纽，木火金水，升浮降沉，全赖土气运转，化而为用。土气运转顺则七情自如，土气运转不顺则七情困顿。

河图之中，己土左旋东升，则木火生长；戊土右转西降，则金水收藏。生长而为喜怒，收藏而为悲恐。所以作为枢纽的土气轮转不利，升降失职，则喜怒不生，悲恐不作。阴阳水火之气不能交通，则土气凝滞，凝滞而生忧思。忧思：困顿之时所生的情绪。

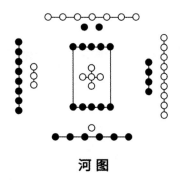

河 图

心之志为喜，故其声笑，笑者，气之升达而酣适也。肾之志为惊恐，故其声呻，呻者，气之沉陷而幽郁也。肝之志为怒，故其声呼，呼者，气方升而未达也。肺之志为悲，故其声哭，哭者，气方沉而将陷也。脾之志为忧思，故其声歌，歌者，中气结郁，故长歌以泄怀也。

喜、怒、忧、思、悲、恐、惊，对应木、火、土、金、水。所以，正常的情志是人体生理机能运转的产物，不必去做过度的解读，但如果情志不正常，例如暴躁易怒、抑郁惊恐，则需要引起足够的重视。情志与人体脏腑之间的生理病理关系十分密切，情志可以影响脏腑，脏腑也可以影响情志。而通过情志看脏腑，通过脏腑调情志，也一直是中医调治情志类疾病的常用思路。

阴阳五行与天地人体

我之前用很多的篇幅讲解阴阳五行，作为中医学理论体系当中的核心思想，阴阳五行的应用通常都是你中有我、我中有你，是结合在一起的。现在我再来讲一下阴阳五行，以及两者在天地和人体之间的关联。

我们先来看阴阳五行与人体的对应关系。

前为阴阳，中为对应的人体脏腑，后为五行。

厥阴

足厥阴肝　乙木

手厥阴心包　相火

少阴

手少阴心　丁火

足少阴肾　癸水

少阳

手少阳三焦　相火

足少阳胆　甲木

太阴

足太阴脾　己土

手太阴肺　辛金

阳明

手阳明大肠　庚金

足阳明胃　戊土

太阳

足太阳膀胱　壬水

手太阳小肠　丙火

在甲、乙、丙、丁、戊、己、庚、辛、壬、癸之外多出来的，就是相火，为手厥阴和手少阳。我们以后会专门讲。

厥阴、少阴、太阴，少阳、阳明、太阳，分别代表了阴阳之气的多寡。其中阴气从少到多依次为厥阴—少阴—太阴，阳气从少到多依次为少阳—阳明—太阳。三阴三阳合称六气，六气者，在天地为风、热（少阴君火）、火（少阳相火）、湿、燥、寒。六气不出五行，五行者，木、火、土、金、水，在人为肝、心、脾、肺、肾、心包、三焦。是为在天成象，象：风火湿燥寒；在地成形，形：木火土金水。六气为阴阳，阴阳乃五行之魂，赋予五行轮转之力。五行为天地之气轮转而来，为六气阴阳的显现，所以五行为六气之魄。魂魄：魂为内，魄在外；魂为神，魄为形。

人为天地之中气，禀天气而生六腑，天气为阳则生六腑，六腑为阳；禀地气而生五脏，地气为阴而生五脏，五脏为阴。六气五行，皆备于人身。内伤者，病于人气之虚实顺逆；外感者，病于天地之气盛衰多寡。而人所生病，内外感伤，总此六气而已。

关于其六气在天者，我在别的文章里会详细讲。

这里简单讲一下它们的顺序，初之气，厥阴风木，在人则肝之经应之。二之气，少阴君火，在人则心之经应之。三之气，少阳相火，在人则三焦之经应之。四之气，太阴湿土，在人则脾之经应之。五之气，阳明燥金，在人则大肠之经应之。六之气，太阳寒水，在人则膀胱之经应之。

天之阴阳与人之阴阳相同，天人同气，六脏六腑各有经络连接，所以有十二经，十二经统领六气。阴阳之气在经脉之中轮转不休，经脉内连脏腑外连四肢皮肤，感受天地之间的阴阳变化并调节人体状态。所以，人与天地阴阳和顺则康健，不和则病。

在大部分人的认知里，人体的脏腑统称为五脏六腑。武侠小说里常常会说一个人练功练到走火入魔，经脉寸断、五内俱焚，这个五内其实就是指五脏。也会说到这个人练功练到大成，打通任督二脉从此武功盖世。但事实上，在中医的体系里，五脏六腑其实是六脏六腑，多出的一脏为心包，与心毗邻。古人认为，心为君主之官，君主为人一身之统帅，不能受邪，所以需要有御林军来代君受过，这个御林军就是心包，也可以把这层护卫理解为宫墙。所以一般而言，心不受邪气，例如癌症、中毒等。当我们形容一个人病得十分严重的时候，常常会用"病入膏肓"这个词来形容。这个膏肓，就是指心脏和心包之间的空隙，用以形容疾病的严重性。因为是代君受过，所以心包实际上和心的五行属性是一样的，都属于火。

脏腑之中，胆、胃、大肠、小肠、三焦、膀胱，是谓六腑；肝、心、脾、肺、肾、心包，是谓六脏。六脏六腑，各有经络连接，是为十二经络。其中主干道是经，干道之间的小道为络，这里我主要讲十二经的大体循行方向。

经络围绕着四肢和头面躯干进行循行连接，手阳明大肠经、手太阳小肠经、手少阳三焦经，是谓手三阳经；足阳明胃经、足太阳膀胱经、足少阳胆经，是谓足三阳经；足太阴脾经、足少阴肾经、足厥阴肝经，是谓足三阴经；手太阴肺经、手少阴心经、手厥阴心包经，是谓手三阴经。

手三阳经

手三阳经，其大体的循行方向是自手走头。手阳明大肠经，自手食指（商阳），出合谷，循臂上廉（胳膊外侧前缘），上颈，入下齿，环循口周，其左向右，其右向左，上挟鼻孔两旁（迎香）。手太阳小肠经，自小指末端（少泽），从手外侧，循臂下廉（胳膊外侧后缘），上颈，至目内眦（内眼角）。手少阳三焦经，自无名指（关冲），循手背表面，出臂外（胳膊外侧中间），上颈，至目锐眦（外眼角丝竹空）。三经皆自臂外而走头，阳明在前，太阳在后，少阳在中。

有云：手三阳经手外头。

足三阳经

足之三阳，自头走足。其大致方向为：足阳明行身体之前，自鼻之交頞（鼻旁），循喉咙，入缺盆，下乳，挟脐，再循胫外，入足大指次指。足太阳行身体之后，自目内眦（睛明），上额，交颠顶，下项（后脖子），挟脊，抵腰，贯臀，入腘中，出外踝，至足小指。足少阳行身体之侧，自目锐眦，从耳后，下颈，入缺盆，下胸，循胁，从膝外廉（外侧），出外踝，入足无名指。三经皆自腿外而走足，阳明在前，太阳在后，少阳在中。

有云：足三阳经头外足。

足三阴经

足之三阴，自足走胸。其大致方向为：足太阴行身体之前，自足大指，上内踝，入腹，上膈。足少阴行身体之后，自小指，循内踝，贯脊，上膈，注胸中。足厥阴行身体之侧，自大指，上内踝，抵小腹，贯膈，布胁肋。三经皆自腿里而走胸，太阴在前，少阴在后，厥阴在中。

有云：足三阴经足内腹（胸）。

手三阴经

手之三阴，自胸走手。其大致方向为：手太阴，自胸，出腋下，循臑内前廉（胳膊内侧前缘），入寸口，至手大指。手少阴，自胸，出腋下，循臑内后廉（胳膊内侧后缘），抵掌后，至手小指。手厥阴，自胸，出腋下，循臑内（胳膊内侧中间），入掌中，至手中指。三经皆自臂里而走手，太阴在前，少阴在后，厥阴在中。

有云：手三阴经胸内手。

阴阳脏腑表里

手三阳之走头，足三阳之走足，六阳经皆属腑，并络其所相表里的脏。足三阴之走胸，手三阴之走手，六阴经皆属脏，并络其所相表里的腑。手阳明大肠与手太阴肺为表里，足阳明胃与足太阴脾为表里，手太阳小肠与手少阴心为表里，足太阳膀胱与足少阴肾为表里，手少阳三焦与手厥阴心包为表里，足少阳胆与足厥阴肝为表里。六阳六阴，结对而行，分行于左右手足，是谓有二十四经也。

中医五行漫谈

经常有人问我五行与人体的关系，虽然几句话不可能把这么深奥的一门学问给讲明白，但还是讲了一点东西，希望能从别的一些角度来谈谈这个问题。

五行之解

五行以运行之次，为木—火—土—金—水，合自然界五季春—夏—长夏—秋—冬，合人体五脏肝—心—脾—肺—肾。那么，五脏既生，生所演化又是什么呢？中医学讲五脏合五体、五窍、五志、五华、五液、五气、五味……又是如何演化，以何理论呢？

五体，含义有二：一是指肢体的骨、筋、脉、肉、皮。五体与五脏相合，则为肾合骨、肝合筋、心合脉、脾合肉、肺合皮毛。肾为水性，水性润下滋养，水生万物，是以先成其精，是以为一身之本，精足然后生骨，骨立乃有筋附。肝为木性，木性有刚柔、有伸缩之义。筋者伸缩，关节乃动也，故在体合筋，筋荣而生脉。心为火性，火性者炎上运动，气血轮转，循道而行，道者脉道也，脉道通，气血行，乃生肉。脾为土性，土者受盛运化，肥沃滋养，化水谷以精微，藏精微于血肉，肉丰则皮敷。肺为金性，金者宣肃卫护，调节表之阴阳（此处指体温），卫外六淫以护周身，是以为一身之表。

二是指各种不同类型的体质，例如《灵枢·根结》："《逆顺五体》者，言人骨节之小大，肉之坚脆，皮之厚薄，血之清浊，气之滑涩，脉之长短，血之多少，经络之数……"是说五种形体不同的人，骨节有大有小，肌肉有坚有脆，皮肤有厚有薄，血液有清有浊，气的运行有滑有涩，经脉有长有短，血有多少，以及经络的数目各异，等等。现在我们所谈的五体，主要是指前者。

五窍：耳、目、舌、口、鼻。五窍分别由五脏所主，为"肾开窍于耳及二阴""肝开窍于目""心开窍于舌""脾开窍于口唇""肺开窍于鼻"。

肾者为水，水在下，故司下之水液；为先天之本，父母之精相合，天地之气相交，成胎。胎居母之子宫，初早无视无臭、无触无味，只以耳听，有天地混沌隆隆之音（母亲血脉跳动，经脐带传至胎儿的搏动音），是以肾开窍于耳（肾开窍于前、后二阴的解释，我以后会在别的文章里进行讲解）。肝开窍于目：肝者为木，木者寻光向阳，以利生长，故开窍于目。目者审视觉察，趋避利害，是以供谋略决断。心开窍于舌：心者为火，火为丽（火为离卦，离者丽也），心主神志，神志之体现为言行，为表达，故开窍于舌。脾开窍于口：脾者为土，土者受盛运化，食以口入，如苗种之藏土之中，故开窍于口。肺开窍于鼻：肺者金也，宣发肃降，主气之输布，察味之清浊，气味皆从鼻入，故开窍于鼻。

中医之五窍亦有"五官"之称，即鼻、目、口（唇）、舌、耳等五个器官，为五脏之"外候"，又称为五脏之"苗窍"，是以《灵枢·五阅五使》云："鼻者，肺之官也；目者，肝之官也；口唇者，脾之官也；舌者，心之官也；耳者，肾之官也。"又说"五官者，五脏之阅也"。

五脏五体五窍俱全，则气血精微出入之循环已成。内以立，是以生五华，五华者，即发、爪、面、唇、毛也。肾者封藏主发育主骨，其色黑，故其华在发。发之疏密绵折者，精之竭溢厚薄也。肝者生发疏泄（主谋略，取其树木趋阳避阴之意，引申为趋利避害，故为谋略。）主筋，筋者伸缩之肉也，其内附于骨，其外结于板甲，其两端得立，其间乃可伸缩也，故其华在爪。爪之软硬利钝者，牵掣废弛，所主静动之势，如魂。肝之气机条畅，则魂安，不安则魂不宁，魂不宁则焦虑躁狂。心者主血脉神志，血脉之枯荣表于面，神志之喜怒形于色，故其华在面。面之苍润净杂者，血之枯荣通滞也，主悲喜之情。脾者运化统摄，如土之化物以成，瘠沃宰之丰歉，故其华在唇。唇之色白体薄者，后天之本不足，运化失司也，主收放之行。肺者宣肃卫护，主治节、调百脉，体热则毛孔张，汗毛顺，以泻热。外寒则毛孔闭，汗毛立，以存温，开合有度，使气得平，故其华在毛，主进退之宜。是以《素问·六节脏象论》载："心者生之本，神之处也，其华在面，其充在血脉""肺者气之本，魄之处也，其华在毛，其充在皮""肾者主蛰，封藏之本，精之处也，其华在发，其充在骨""肝者罢极之本，魂之居也，其华在爪，其充在筋""脾、胃、大肠、小肠、三焦、膀胱者，仓廪之本，营之居也……其华在唇四白，其充在肌。"

五华之生五色，五色者黑、赤、青、白、黄（以河图之数为序）也，对应肾、心、肝、肺、脾。肾者五行为水，水者天一，天一为万物初始之母，万物初始为混沌，混沌者青赤黄白不分，混蒙故色玄，玄者黑也。引申入五脏，则肾者色黑。心在五行为火，火者地二，第二为地者受天一之润泽而生化，化无形为有形，其形充充，其状类类，向上华丽，丽者离卦，离卦火也，火者色赤。引申入五脏，则心者色赤。肝在五行为木，木者天三，水火相交而成万物，万物阴阳交织，其色玄赤黄白不分，其性浊，浊者色青。引申入五脏，则肝者色青。肺在五行为金，金者地四，水火相交而成万物，万物负阴而抱阳，冲气以为和。万物生长繁茂，无以制约，故有冲气。冲气者性刚而杀伐，无生机之葱郁，化收之温厚，茫茫而无所有，故为色白。引申入五脏，则肺者色白。脾在五行为土，土者天五，水火相交而成万物，万物负阴而抱阳，冲气以为和。万物有生有杀，消长平衡，和而化之，再生万物，其性为土德，故土者色黄。引申入五脏，则脾者色黄。

五味者：咸、酸、苦、甘、辛，对应肾、肝、心、脾、肺。

咸者，海水之味，味重而下行，合水之沉敛封藏之性，故在脏者肾；酸者，树木之味，味凝涩而成形，合木之生长条达之性，故在脏者肝；苦者，焦火之味，味熏而上行，合火之炎上之性，故在脏者心；甘者，土地之味，味厚重而化物，合土之承载运化之性，故在脏者脾；辛者，金戈之味，味清冷如铁腥，合金之收敛杀伐之性，故在脏者肺。

心主血脉，心气旺盛、心血充盈，则脉搏和缓有力，面色红润而有光泽，舌体红润有神伸缩自如；若心气不足、心血不充则脉弱而细，面色苍白无华，舌淡失神伸缩失度；若心血瘀阻，面色青紫，舌体紫暗或有瘀斑，则为血瘀；若可见面红，舌尖红或舌体糜烂等，则为心火上炎之象。

肺气宣发，皮毛得以温煦滋养而润泽，若肺气壅实闭郁，或肺气虚而不能宣发卫气、津液于皮毛，不仅卫外功能减弱，肌表不固而自汗出，易患外感疾患，而且皮毛也呈焦枯失泽状。肺开窍于鼻，"肺和则鼻能知臭香矣"。若外邪客于肌表，肺气不宣，则气道不通，鼻塞流涕；若肺内热邪壅盛，则肺气上逆喘促而鼻翼翕动。

脾主运化，脾气健运，气血化生有源，肌肉丰满壮实，口唇红润。若脾气虚，不能运化水谷精微充养肌肉，则肌肉消瘦或萎废，唇色浅淡甚至萎黄无华；若脾不健运，水湿不化泛溢肌肤，则发为水肿。脾开窍于口唇，脾和则口唇能知五谷矣。

肝藏血，"淫气于筋"，则筋骨运动正常。若肝血虚，血不养筋，筋失所养则关节疼痛，手足震颤，屈伸不利；若高热劫伤津血，则四肢抽搐，甚则现牙关紧闭，角弓反张等肝风内动证。肝主筋，爪为筋之余，肝血充盈，则筋强力壮，爪甲坚韧。若肝血虚，则筋多弱而无力，爪甲多软而薄，或枯脆色不泽，甚则变形。肝开窍于目，"肝受血而能视"，若肝血虚，则视物昏花或夜盲，肝阴不足，则两目干涩。肝经风热，则目赤红肿痒痛，肝风内动则多见目斜上吊等。

肾开窍于耳和二阴，临床多以肾虚证表现于耳与二阴的功能失常。关于"其华在发"，发为血之余，肝主藏血为血海，但中医学认为肾藏精，精血同源，精血能互生。发由血滋养，但其生机则根源于肾气，所以"发为肾之外候"。若肾精气充盈，则毛发丰茂而光泽；若肾精气虚衰，则发枯不荣，甚至变白或脱落。

《易经》说阴阳

在中医的传统理论体系里，阴阳五行学说几乎囊括了其诊断和治疗的所有临床理论和实践指导思想。在其对人体的生命状态和功能运用上，对人体内的组织关系和与自然界相互关系的认识上，对人体疾病的发生、发展和临床辨证上，以及在临床用药、取穴，包括药物采收炮制、焙煮、用法用量等方面皆发挥着不可替代的重要作用。现代医学运用生物学、药理学、分子学等学科知识对人体及药物属性等各方面展开了大量的临床实践和研究，取得了很大成效，但也在某种程度上混淆了中医药的传统理论和临床意义。造成这种状况其实不难理解，中、西医本就分属两种完全不同的认知思维体系，盲目以西论中自然会产生诸多认知和评价矛盾。那么，如何去解释中医的各种理论，以何种角度，用何种思维去阐释、论述？而我们，又该以何种角色、何种态度去审视我们自身，以及我们和这个世界的种种关系？

中国古代的先贤们，以一代又一代的探索和传承精神，发展创造了诸如《易经》等所体现的哲学思想和文化思维体系，而中医药学本质上也是遵循着这种朴素却充满智慧的哲学思想发展的。《黄帝内经》《难经》等早期的医学著作中，望、闻、问、切，遣方用药间无不体现着这种古老且神秘的东方思想。阴阳、五行学说作为这种东方思想的演绎，究竟表达了怎样的哲学内涵？而我们，又该以何种方式去认识和理解它呢？

阴阳学说作为中医学理论基础的一部分，在其运用上更多体现的是世间万物的一种状态。阳光、温暖、活跃、阳刚体现着世间万物一种进取的、释放的、向上的状态；阴暗、寒冷、安静、阴柔则体现着世间万物的另一种状态：保守的、内敛的、向下的。昼夜的交替、寒暑的往来、气息的出入，无不显示着这两种状态的存在。《易经》在它的论述里系统地提出了阴阳的概念，并以卦象、六爻等方式论述了阴阳的变化之道。其中典型的当属八卦图。八卦图以天地四正四偶为总纲，以十二地支为标志展现了阴阳多与少的变化与意义。运用到中医学当中，则是表现出了以脏腑、经络等做主要辨证载体的理论构架。

在阴阳的定义及论述中常常以太阳位置的变化为参照点。例如，在阴阳学说建立的中国中原地带（河南等地），昼夜时间几近等分，虽随季节变化而出现昼长夜短（夏、秋）或昼短夜长（冬、春）的转换，但总体的昼夜时间仍保持相对的恒定。其午时（中午11点至下午1点之间）为一天当中太阳位置的最高处，也是自然界一天当中温度最高时，故称之为阳极。根据抛物线理论，当一个物体到达最高处时，就要开始下行，是所谓物极必反。所以，在中医学的阴阳论述里，午时又蕴含着阳极生阴、六阳尽而一阴生的意义。那么，在午时的这个时间段里，什么时候是六阳尽？什么时候是一阴生呢？

古代刑场监斩官处决刑犯之时，常以午时三刻作为行刑时间。古人一般将一个时辰等分为八刻，即上三刻、中二刻和下三刻，每刻15分钟。午时三刻正好是在上三刻末、中二刻初，太阳即将到达天空中的最高点，并做短暂停留，而这个停留的时间就是中二刻，也就是六阳尽。之后便是下三刻，太阳从最高处缓缓落下，温度开始缓慢下降，阴气始生，便是一阴生。行至未时（下午1点至下午3点之间）时，太阳愈发下沉，温度更低、阳气更弱，故为二阴而阳五……依此类推，至子时（午夜11点至凌晨1点之间），阴气至盛，温度于子时上三刻末及中二刻初为最低，并做短暂停留。至下三刻初时，阴气势尽，太阳开始转归，温度开始缓慢回升，故曰一阳生。如此日复一日，往复不休。

那么，阴阳和五行又是如何发展并融合在一起的呢？最早的五行学说其实是有别于现在的五行学说的，在《易经》的撰述中，提到了河图的概念："是所谓天一生水，地六成之；地二生火，天七成之；天三生木，地八成之；地四生金，天九成之；天五生土，地十成之。"以水—火—木—金—土为五行的次序，区别于现在的木—火—土—金—水的序列。为何有如此区分，后文详解。

以地支论，天一的位置正好在子的位置上，而子在月份中代表的月份为农历十一月。这个十一月有什么说法呢？它的说法其实很简单，有两种，一种是以节气论：农历是以二十四节气为时间刻度的，每一个节气代表了一种阴阳气息的变化和意义。十一月为冬季第二个月份，也就是大雪和冬至两个节气所属的月份，古人称之为仲冬或中冬，意思为冬季之中。

大雪和冬至这两个节气的名称很有意思，隆冬大雪，天寒地冻，意思为一年当中最冷的节令。天气寒冷以致自然界中水汽凝结，结为霜雪，阴气下沉以致雪花落地，故曰大雪。冬至（至：极、最的意思），阴气昌盛至顶点，气温极低，夜最长、昼最短，之后便昼渐长、夜渐短。至夏至时，阳气到达顶点，万物生发向上，昼最长、夜最短，之后便昼渐短夜渐长。周而复始，构成阴阳变化。但是要强调一点，一年之中最冷的时候其实并不是大雪和冬至，而是十二月小寒、大寒这两个节气，这两个节气为何天气更冷，只因其阴气势尽，阳气始生，阳气生升之时裹挟阴气而起，故地大寒。所以，中医所说的阳化气、阴成形，就以这种形式为代表进行体现。

另一种说法则是引《易经》当中的十二辟卦。十二辟卦是取《易经》六十四卦当中的十二个特殊卦形，配合一年十二个月的月候，指示自然界万物阴阳消息的意义。十二辟卦又叫十二消息卦。

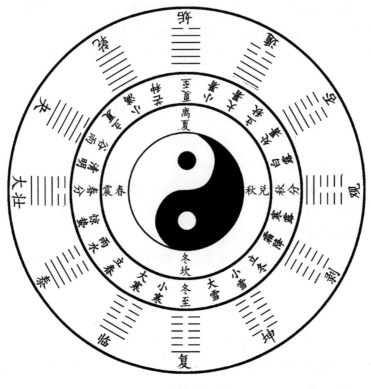

十二辟卦图

十二消息卦

《周易读易要例》引《归藏》（马国翰《玉函山房辑佚书》）云："子复，丑临，寅泰，卯大壮，辰夬，巳乾，午姤，未遁，申否，酉观，戌剥，亥坤。""辟"字之义，犹言"君""主"，谓此十二卦为十二月之主。

在运用中，阳气充盈"充盛"为息，阴气亏虚"耗损"为消。自"复"至"乾"为息卦，即子复，丑临，寅泰，卯大壮，辰夬，巳乾，如"复"一阳生，"临"二阳生，"泰"三阳生，"大壮"四阳生，"夬"五阳生，至"乾"则六阳生；自"姤"至"坤"为消卦，即午姤，未遁，申否，酉观，戌剥，亥坤，如"姤"一阴消，"遁"二阴消，"否"三阴消，"观"四阴消，"剥"五阴消，至"坤"则六阴消。而"乾""坤"两卦又为消息之母。

所以，阴阳五行并不以一处一毫论，而是以人与自然的整体进行论述。延伸开来，便有了无形与有形之分。

十二辟卦用复、临、泰、大壮、夬、乾、姤、遁、否、观、剥、坤十二卦，分别依次代表十二个月。

十二辟卦，也叫十二消息卦，简单来说就是：

在一个卦体中，凡阳爻去而阴爻来称"消"，阴爻去而阳爻来称"息"。十二消息卦即被视为由乾、坤二卦各爻的"消""息"变化而来的。"辟"是君主的意思，这里取其主宰之义。用十二个卦配十二个月，每一卦为一月之主，是谓"十二辟卦"，也即十二月卦。这十二卦便是复、临、泰、大壮、夬、乾、姤、遁、否、观、剥、坤，配以地支排序之月份，就是：复主十一（子）月，临主十二（丑）月，泰主正（寅）月，大壮主二（卯）月，夬主三（辰）月，乾主四（巳）月，姤主五（午）月，遁主六（未）月，否主七（申）月，观主八（酉）月，剥主九（戌）月，坤主十（亥）月。

此十二卦中，阳爻递生的六个卦，即从子（十一）月复卦到巳（四）月乾卦，阳爻从初爻的位置逐次上升：复卦初爻为阳爻，临卦是初、二爻为阳爻，泰卦是初、二、三爻为阳爻，大壮卦是初、二、三、四爻皆阳爻，夬卦是初、二、三、四、五爻皆阳爻，而乾卦则全为阳爻。所谓的爻，其实就是交错、变动的意思。在此六个卦象中阳爻逐次增长，故称为"息卦"，"息"为生长之意，也就是我们常说的休养生息；反之从午（五）月姤卦到亥（十）月坤卦，阴爻逐序上升，阳爻依序递减，从乾卦到姤卦，初爻为阴爻所取代，从姤卦、遁卦、否卦、观卦、剥卦以至坤卦，此六个卦象中阳爻逐步消失，以至全无，故称为"消卦"。消，消减的意思。在十二辟卦中，子月（中气冬至）为复卦，为一阳来复之像（初爻为阳爻），表示冬至过后阳气初生，而午月（中气夏至）为夏至过后，阳气盛极而转衰、阴气初生（初爻为阴爻），寅月阴阳调和（三阳爻、三阴爻），所以我们常说的初春为"三阳开泰"，其意即源于十二辟卦。

如果我们留意一下就可以发现，十二辟卦既是全部集中在"乾""坤"为上下卦的"乾坤区"内，也就是全部集中在八宫中的"乾""坤"二宫之中。

它们处在乾坤二宫的第一到第六卦，也就是"乾""坤"二宫除去"游魂卦"（晋、需）和"归魂卦"（大有、比）以外的全部的卦。我们这本书重点阐释的是五运六气，所以详细的卦象内容暂且不讲，会有专门的书去分析。

十二辟卦的特性，在纳甲法中其实是早已标明的，只是通常把它与其他卦混在一起来讨论，没有注意它的特殊性，更没有留意它们与地支（子、丑、寅、卯……）的对应关系，不能不说这是一个遗憾。

十二辟卦以乾卦含子、丑、寅、卯、辰、巳，坤卦含午、未、申、酉、戌、亥，以两卦十二爻表示一年的十二个月（或称为一年的循环周期）。

从复至乾，阳爻逐渐增加，从下往上增长，阴爻逐渐减少，表示阳气逐渐增强，阴气逐渐减弱，为息阳的过程；从姤至坤，阴爻逐渐增加，从下往上增长，阳爻逐渐减少，表示阴气逐渐增强，阳气逐渐减弱，为消阳的过程。

所以"消""息"之卦共十二卦，称为"十二消息卦"，主一年之十二个月。

实际上，十二辟卦图是早年中国人解释历法、解释节气和做气象预报的一个图。

古代是农业社会，农业社会靠天吃饭，气象是一个非常重要的事情，需要对气候、降雨、气温加以预测。不用多说我们就能知道，这个东西对于农业社会而言实在是太重要了，重要到凡是在农业文明的基础上发展起来的所有学科，都无法绕开它而单独存在。

说一个不太严肃的故事，传说当年人皇伏羲在洛河附近，建立了一个小部落。古人没有现代社会的工具，也没有望远镜，所以干活只能靠双手，走路只能凭双脚，看东西只能凭眼睛……那个时候没有电子产品伤眼睛，也没作业，大气也没污染，所以大家都可以看得很远很远。伏羲作为这个部落的领导，每天就只干两件事，一件是派活儿，另一件是评价这些部落里的人的绩效。每天伏羲都会派出很多人去打猎，采浆果，然后发现这些人带回来的食物却都不一样，有带回蘑菇、木耳的，有带回鱼的，有带回盐块的，有带回冰疙瘩的。时间一长，每次都不一样，伏羲心里就纳闷儿了。这个时候伏羲就发挥了他作为首领的本事，他开始思考：为什么他们拿回来的东西都不一样呢？

随着调查研究的深入，伏羲渐渐地明白了很多东西，原来这个世界很大很大，每隔一段距离，气候和地貌都不一样。越往太阳升起的方向走树木就越茂密，越往太阳落山的方向走树木就越稀少，越往北边走就越寒冷，越往南走就越炎热。他还发现每个地方的土地都不一样，有干燥的黄土高坡，有泥泞不堪的沼泽，有高山，有河流，有森林，有沙漠……所以，慢慢地伏羲就总结出了规律，他让女同志到南边去采果子，小伙子去北边捕鱼，老人们去东边捡柴火，青壮年到西边去搬石头……

所以，如果用一个简单的逻辑去想阴阳五行，去想八卦和《易经》，你会发现其实并不难，有很多东西不要把它神话了，就当它们都是发生在身边的人和事，反而会更好地接受和领悟。

据说古人用这张十二辟卦图进行天气观测，在中原某一个固定地方，准确率几乎可以达到 80%，这是非常高的准确率。大家知道我们今天挂着卫星星云图，地面上建立了成千上万个气象站，天气预报准确率一般都超不过 90%；而古人用这张图做气象预测，准确率却能达到 70% 以上。这是一个多么了不起的成就，而这些成就，其实都是从日复一日、年复一年的观察中积累出来的。也就是说，我们的祖先，为了适应这个星球，和这个星球更好地相处下去，不得不发挥智慧对这个星球做出全面的了解和探索。

他们怎么做的呢？他们首先把一年三百六十五天分成七十二候，大约每五天为一候。这就是我们今天还把气象叫作"气候"的原因。

这个气候是什么意思呢？

气，就是节气；三候为一节气（15 天），简称气候。

古代中国人把一年三百六十五天分割为七十二候，然后在中原某一个固定地点观察这个地方每一候的气象变化，然后观察、记录数百年甚至上千年，想想它会是一个怎样的积累？它当然可以使你呆在这个地方，然后在每一候的天气变化的规律中，寻得一个符合天气、季节变化的大概率。

比如在二十四节气中，有一个节气叫清明，也就是农历的三月初。春分之后万物生发，万物复苏，时有雨水滋养，草木生发，雨水淅沥，雨过天晴之后天地之间一片清爽明朗之象。因为年年这个时候几乎都是这样的天气，所以就把这个时间叫作清明。

我们在《三国演义》中看过一个故事，叫"诸葛亮借东风"。实际上中国古代文人士大夫，凡是有极高文化的人，除了中国的经史子集以外，一般还对两个东西非常熟悉：第一，中医；第二，《易经》。"诸葛亮借东风"实际上是古代文人预判天气变化的一个典型案例，用的就是十二辟卦图以及所衍生的七十二候。十二辟卦图把天地之间气象的变化作了详细的分析，并加以归类和印证，才在数百上千年的积累中形成了规律性的天气轮转图。

大家再来看这个十二辟卦图，它当年已经达到了非常高的水平。我们知道一年最重要的四个节点是夏至、秋分、冬至、春分。为什么？因为地球在转动。

太阳直射北回归线，北回归线就是太阳在地球上的直射点在一年内到达的最北点所在的纬线，这个时候叫夏至，也就是北半球夏天的真正来临。

为什么夏至以后一个月是最热的天？因为我们平时感受到的热其实不是太阳照射的，而是地面反射给大气的，所以虽然到夏至以后太阳已经南移，但最热天在地表上积蓄的热量才开始散发，所以夏至以后才是真正夏天的来临。这和我们之前讲的一天当中的冷暖变化的道理是一样的。

所谓春分和秋分，是指这一天阳光直射赤道，南北两半球昼夜长短均等。所谓冬天的来临以冬至为标志——12 月 22 日前后，夏至是 6 月 21 日前后。冬至时太阳直射南回归线，北半球白天最短，夜间最长。古人认为此时阴气达到极点，阳气即将回升，因此冬天开始。

为什么冬天最冷天是在冬至以后？冬至时太阳直射南回归线，北半球日照时间最短，但地表积蓄的热量还在继续释放，要在冬至以后将近一个月才会释放完，才会进入三九天气。而这些认知大家可不要认为只是现代天文学的成果，它其实在中国的《易经》中早有表述，在十二辟卦图上也已标示。

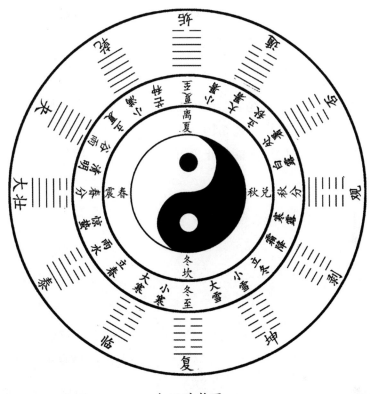

十二辟卦图

我们来看，冬至用的是什么卦象呢？冬至用的是复卦。这一卦上面全是阴爻，只有底下出现了一个阳爻。它说明什么？说明古人非常清楚，太阳走到南回归线上，虽然这个时候还没有到最冷天，但是太阳要往北回归线上走了，太阳要开始北移了，阳要回归了。所以，就出现了仅有一阳的复卦。

大家往后看，一阳是复卦，两阳是临卦，三阳是泰卦，四阳是大壮卦，五阳是夬卦，六阳是乾卦，此六卦是阳气逐步上升的。

然后大家再看，到夏至它是姤卦，上面五爻全阳，底下一爻是阴爻，这个时候太阳走到北回归线上，夏天最热的时候虽然还没有来，但古人知道太阳即将南移，阴气将至。

于是在后面，大家会看到阴爻一卦一卦增加，最后再回到冬至。我们会发现早在中古时代以前，在十二辟卦图当中，就已经把冬至、夏至给区分出来了。

这就是中国古人的智慧。

更重要的是，它不是在体感温度上去阐述，而是在太阳运行的方位上去阐述。之所以需要这样，还是因为农业社会需要对气象学有全面的、相当深入的了解，农业生产才能真正展开，这才是十二辟卦图最原始、最重要的价值。

河图说五行

河图里论述的水—火—木—金—土，是以"数"的次序为依据来排列的，表示一种事物相生演化的顺序。河图以十数合五方，五行，阴阳，天地之象。图式以白圈为阳，为天，为奇数；黑点为阴，为地，为偶数。并以天地合五方，以阴阳合五行。朱熹在《易学启蒙》中写道：河图之位，一与六共宗而居乎北，二与七为朋而居乎南，三与八同道而居乎东，四与九为友而居乎西，五与十相守而居乎中。盖其所以为数者，不过一阴一阳，一奇一偶，以两其五行而已。所谓"天"者，阳之轻清而位乎上者也；所谓"地"者，阴之重浊而位乎下者也。阳数奇，故一三五七九皆属乎天，所谓"天数五"也。阴数偶，故二四六八十皆属乎地，所谓"地数五"也。天数、地数各以类而相求，所谓五位之相得者然也。天以一生水，而地以六成之；地以二生火，而天以七成之；天以三生木，而地以八成之；地以四生金，而天以九成之；天以五生土，而地以十成之。此又其所谓"各有合"焉者也。积五奇而为二十五，积五偶而为三十，合是二者，而为五十有五。此河图之全数，皆夫子之意，而诸儒之说也……河图以生出之次言之，则始下、次上、次左、次右，以复于中，而又始于下也；以运行之次言之，则始东、次南、次中、次西、次北，左旋一周，而又始于东也。

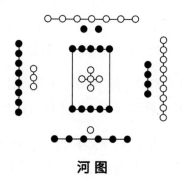

河 图

河图记忆歌诀：

一六共宗，为水居北；

二七同道，为火居南；

三八为朋，为木居东；

四九为友，为金居西；

五十同途，为土居中。

生出之次实际上讲的是这五种物质符号在天之位的排列次序和对应关系，用以阐释五行各自阴阳气的多寡；而运行之次则表达的是五行在地之位的相生关系，用以阐释五行之间升浮降沉如何转换以及以何种规则转换的关系。在中医学传统的理论当中，将五季对应五行，为春木、夏火、长夏土、秋金、冬水，对应关系取决于五行的四象属性与自然界五季的契合程度。《尚书·洪范》中记载五行："一曰水，二曰火，三曰木，四曰金，五曰土。水曰润下，火曰炎上，木曰曲直，金曰从革，土爰稼穑。润下作咸，炎上作苦，曲直作酸，从革作辛，稼穑作甘。"而所有这些特性，引申开又代表着不同的含义。

水曰润下：润，即滋润、濡润；下，即向下、下行。润下，指水具有滋润、下行的特性。引申为凡具有滋润、下行、寒凉、闭藏等性质或作用的事物和现象，皆归属于水。与自然界五季参之，则合之于冬。

火曰炎上：炎，焚烧、炎热、光明；上，指上升。炎上，是指火具有炎热、上升、光明的特性。引申为凡具有温热、上升、光明等性质或作用的事物和现象，皆归属于火。与自然界五季参之，则合之于夏。

木曰曲直：曲，弯曲、卷缩；直，伸展、伸直。引申为凡具有生长、升发、能曲、能直等作用的事物，皆归属于木。与自然界五季相参，则合之于春。

金曰从革：从革，变革的意思。革：亦有护具的意思，因穿着于人体之外，有温暖防护的作用。引申为凡具有清洁、肃降、收敛、卫护等作用的事物，均归属于金。与自然界五季相参，则合之于秋。

土爰稼穑：爰通"曰"；稼，即种植谷物；穑，收获谷物。稼穑，泛指人类种植和收获谷物的农事活动。引申为凡具有生化、承载、受纳性质或作用的事物和现象，皆归属于土，故有"土载四行""万物土中生""万物土中灭"和"土为万物之母"之说。与自然界五季相参，则合于长夏。

《周易本义》所载河图之数，为何以此论生出之数呢？我们不妨参考老子所著的《道德经》。《道德经》四十二章载："道生一，一生二，二生三，三生万物。万物负阴而抱阳，冲气以为和。"此处的道生一，指的就是天一生水。天道布施、滋养万物、泽被向下，合水之性，故河图以水为天一，犹是此理。地二生火，则为大地受天气雨露润泽之后生发向上，进取蓬勃之象，合火之义，故河图以火为地二，取天地阴阳相互交通之义。至于《道德经》载"道生一，一生二，二生三，三生万物……"，三何以为木，则取其曲直变化之义。天地水火二气相互交通而成运化之象，万物运行有刚有柔，合自然界木之属性。木之性有藤蔓之柔、松柏之刚，是以万物负阴而抱阳，故曰天三生木。万物运化之本已立，刚柔相辅之性已分，此时便需有制衡之力，否则便衍生太过，使天地之气衰竭，无以为继，是以有地四生金。金者杀伐矫治，太过者损之，不及者矫之，宣肃有度，以使天地之气平衡。平衡则气息往复，有生有灭，以成循环，以成生生不息之象。生生不息而生万物，有土德，故曰天五生土。此之谓冲气以为和也。

从前面的内容中我们可以得知，五行（木、火、土、金、水）对应五季（春、夏、长夏、秋、冬），然后，我们根据五行所代表的物质属性，去引申推导其与人体器官功能的关系。

水有滋润、向下、寒凉、封藏的属性，论位置，其在下；论功能，主封藏孕育，与人体功能合乎于肾。肾之气在人体之中位属下，主封藏，主生长发育、生殖；但肾属封藏之官，无法排导水液，故有膀胱相合。膀胱中空，排导水液，为肾之腑。肾无空腔，质实，这里的实指的是精气充盈的意思，而非有形的实。膀胱为空腔器官，质虚，这里的虚指的是满而不实的意思，膀胱需要不断地排泄人体的代谢废物，所以是虚。所以肾为阴，膀胱为阳。

火有温煦、向上、炎热、运动的属性，论位置，其在上；论功能，主推动生发，与人体功能合乎于心。心之气在人体之中位属上，主（推动）血脉。因其统管气血，气血之精充盈心气，故主神志。但心为总管一身之气血，如君主，万不可动泄，故有小肠合。小肠传化之性，可任沟通之官，为心之腑。故心为阴，小肠为阳。

木有曲直、生发疏泄、刚柔并济的属性，论位置，其在东；论功能，主疏泄、条达，与人体功能合肝。肝之气在人体之中在左，主疏泄气机。疏泄犹如木之性，类比树木的根系，可以连接、松软泥土。肝主疏泄，主运筹，缺执行之官，故有胆配之，胆主决断，行疏泄之义。是以肝为阴，胆为阳。

金有宣肃、杀伐之义，宣肃犹如金之奖罚，意金之阴阳有别。论位置，其在右；论功能，主宣肃，主气（气的转化、吐纳），与人体功能合肺。肺者金也，肺之气在人体之中在右，主宣肃、主气（此义为负责气的吐纳、转化，司呼吸也）、主治节（此义为平衡气的多寡）、朝百脉（此义为调节气的分布），平衡人体气机多寡通塞，成循环往复之义。人体气机运转，有生有灭，灭者糟粕也，故有大肠合，传糟粕以出。是以肺为阴，大肠为阳。

土有播种、承载、生长运化之义。论位置，其在中；论功能，主承载孕育万物，与人体功能合脾。脾主运化水谷，取土孕育之义；主统血，血为人体之营养精微，取土之土壤化生之义。脾者运化之德，为水谷精微运化运转的动力提供者，能化谷。受谷者胃，胃受盛水谷，脾气运化，化而为精微（气血之源）。所以胃气降、脾气升，万物生长于土，寂灭于土，是以土为和也。和，生死盛衰皆归一的意思。

其生数之在内者，则阳居下左，而阴居上右也；其成数之在外者，则阴居下左，而阳居上右也。

河图之图，实际是根据五行所主五星出没的时节而绘成。五星古称五纬，是天上五颗行星，其木曰岁星，火曰荧惑星，土曰镇星，金曰太白星，水曰辰星。五行运行，以二十八星宿为区划，由于它的轨道距日道不远，所以古人用以纪日。五星一般按木、火、土、金、水的顺序，相继出现于北极天空，每星各行 72 天，五星合周天 360 度。由此可见，河图乃本五星出没的天象而绘制，这也是中医学五行理论的主要来源。

　　简单地说，在每年的十一月冬至前，水星见于北方，正当冬气交令，万物蛰伏，地面上唯有冰雪和水，水行的概念就是这样形成的。七月夏至后，火星见于南方，正当夏气交令，地面上一片炎热，火行的概念就是这样形成的。三月春分，木星见于东方，正当春气当令，草木萌芽生长，所谓"春到人间草木知"，木行的概念就是这样形成的。九月秋分，金星见于西方，古代多以之代表兵器，以示秋天杀伐之气当令，万物老成凋谢，金行由此而成。五月土星见于中天，表示长夏湿土之气当令，木火金水皆以此为中点，木火金水引起的四时气候变化，皆是从地面上观测出来的，土行的概念就是这样形成的。

洛书说五行

朱熹《易学启蒙》曰："洛书之次，其阳数，则首北、次东、次中、次西、次南；其阴数，则首西南、次东南、次西北、次东北也。合而言之，则首北、次西南、次东、次东南、次中、次西北、次西、次东北，而究于南也。其运行，则水克火、火克金、金克木、木克土，右旋一周，而土复克水也。是亦各有说矣。"

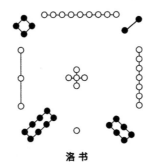

洛书

洛书之图：戴九履一，左三右七，二四为肩，六八为足，五居中央。

洛书也称龟书，象为一老龟伏地，头为九数，尾为一数，左为三数，右为七数，二四数为肩，六八数为足。想要理解洛书这些数所代表的意义，仅以洛书论是无法解释的。洛书之数一三五七九各代表五行气之多寡，次序已明，以龟为人则洛书之数所表功能已立。阳数者人体之内核，为孕育发源之根本；阴数者人体之外象，为刚柔动静之显现。理解洛书阳数不难，而理解其阴数之意则必须参考"先天八卦方位图"。

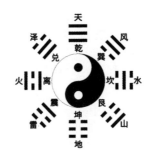

先天八卦方位图

以洛书之数对应先天八卦方位图，则戴九为乾、履一为坤、左三为离、右七为坎、（右）二四（左）为巽兑、（右）六八（左）为艮震。《周易》乾卦六爻皆为阳，坤卦六爻皆为阴，所以为头尾。意为头主思辨，又居正南，为火阳之盛，变则有通，引申为心；履为尾，居正北，为水阴之极，水生万物，引申为肾。左三为离卦，离卦卦体为阳，其位正东，五行为木，引申为肝；右七为坎卦，坎卦卦体为阴，其位正西，五行为金，引申为肺。阳卦气生、阴卦气降，是以有肝升肺降、左升右降之意。五居中央，脾胃受纳运化之象，水谷合化而生精微，为气机和合之意。无处不在，是以居中央以应四方。此为奇数之解。

二（右）四（左）为肩，二合巽卦，四合兑卦。巽卦为风，风为动象，意起；兑卦为泽，泽为静象，陷义，意落。六（右）八（左）为足，六合艮卦，八合震卦。艮卦为山，艮为山象、止象，意止；震卦为雷，震为雷象、动象，意进。右肩起、左足进，左肩落、右足止。如此往复，状如龟行。然巽卦虽为风意，为阳，用卦初爻却为阴爻；兑卦虽为泽意，为阴，用卦初爻却为阳爻。艮卦虽为山，为驻止意，为阳，用卦初爻却为阴爻；震卦虽为雷动向下之意，为阴，用卦初爻却为阳爻。是以阳中有阴、阴中有阳，动中有静、静中有动，生灭往复，以成生生不息之象。此为洛书之解。

少阳相火论三焦

我们先来说一些关于三焦的概念，三焦为六腑之一，是上、中、下三焦的合称。其中关于"焦"字的含义，历代医家认识不一。有认为"焦"当作"膲"者，膲为体内脏器，是有形之物；有认为"焦"字从火，为无形之气，能腐熟水谷，使其变化为人体气血；有认为"焦"字当作"樵"字，樵，槌也，节也，谓人体上、中、下三节段或三个区域。三焦是中医藏象学说中一个特有的名词，位于躯体和脏腑之间的空腔，包含胸腔和腹腔，人体的其他脏腑器官也均在其中。

三焦学说一般分为两种：一种是按部位，分上、中、下三焦；一种是将三焦作为一个独立的腑。这两者在理论和运用上既有相通的点，又有不同的点。这里将这两种学说分开论述，以便于思考它真正的内在逻辑。

首先说按部位分的上、中、下三焦，上焦为心肺，中焦为脾胃，下焦为肝肾。从功能而言，在《灵枢·营卫生会》指出的"上焦如雾"（主要指心肺的输布作用）、"中焦如沤"（指脾胃的消化转输作用）、"下焦如渎"（指肾与膀胱的排尿作用，并包括肠道的排便作用）中，我们不难看到，即使同属三焦，但位置的不同仍然在生理功能上体现出了巨大的差异。人体中上、中、下三焦的生理特点十分类似于宇宙天、人、地的特点。天气清，在上，云雨有常，类似于人体心肺的输送布散；人气动，作息往复，类似于人体脾胃运化生产的机能；地气浊，承载转化，类似于人体肝肾藏精化生的功能。这三者既同气连枝又截然不同，具体的变化运用我们之后会讲到。

而把三焦当作是一个独立的腑，在很多医籍之中都有相应的论述，例如《灵枢·营卫生会》说："上焦出于胃上口，并咽以上，贯膈而布胸中……中焦亦并胃中，出上焦之后，……下焦者，别回肠，注于膀胱而渗入焉。"这里给出了三焦的具体范围和连接口。《难经》认为三焦是"有名而无形"，其实就是说这个形是有的，但它太大了，很难用一个具体的词来形容，这种表述很有一种老子讲的"大象无形"的感觉。张介宾在他的《类经附翼》

中记载："……及至徐遁、陈无择始创言三焦之形""有脂膜如掌大，正与膀胱相对，有二白脉自中出，夹脊而上，贯于脑……"而张介宾本人则认为三焦为脏腑之外卫。"所谓焦者，象火类也，色赤属阳之谓也。今夫人之一身，外自皮毛，内自脏腑，无巨无名，无细无目，其于腔腹周围上下全体，状若大囊者，果何物耶？且其看内一层，形色最赤，象如六合，总护诸阳，是非三焦而何？"在张介宾的论述里，已经把三焦看作了是一个包含所有脏腑器官的腑，并且有了形状颜色的描述。虞搏的《医学正传》认为："三焦者指腔子而言，……总名三焦，……其体有脂膜在腔子之内，包罗乎五脏六腑之外也。"此论与张介宾的认知基本相同。另外，王清任的《医林改错》以为"网油"即是三焦。唐容川的《血证论》谓："三焦，古作'膲'，即人身上下内外相联之油膜也。"这些皆是古代医家的一些主要论点。

这些论述无一例外都只是对三焦的形状大小作了论述，里面并没有涉及三焦的深层含义，不能不说这是一个遗憾。

造成这个遗憾的主要原因是三焦的生理特点，三焦虽然为六腑之一，但是它并没有一个严格意义上的属于自己的实质的器官。而且中医对于脏腑的划分原本就不是基于解剖上的存在而划分的，其主要是以相应的功能来划分的，这在某种程度上增加了对三焦理解和探索的难度。另外，三焦虽然名义上归于六腑之一，但实际上，它所发挥的功能和存在的意义已经远远超出了一个"腑"的定位，而是上升到了一个"象"的高度。

通常情况下，我更多地以"脏腑之外皆属三焦"的理念来理解三焦，简单讲就是脏腑与脏腑之间的空隙都归属于三焦。之所以用这样一个学说，是因为我们人体并不是一个简单的出入端口分明的管道生命。倘若没有三焦的存在，我们的气血就只能在肝心脾肺肾、胆胃膀胱大肠小肠之间运转，在这些脏腑之外就会是一个类似于真空的无循环、无代谢交流的静止状态。但是无论从西医的组织液，还是从中医的气血精、津液角度来看，脏腑器官之外的地带都不是虚无的。不仅不虚无，还由于它脱离了脉道本身的束缚，而使得它对脏腑的濡养更加细腻和全面。在某种意义上，关于疾病的传变，除了阴阳五行的关联之外，更多时候则是由于邪气侵染了三焦，才使得疾病在脏腑之间发生了传变。

三焦无形却又无所不在，也就注定了它所承载和运行的绝非普通的营养物质，而是一种类似于气的状态的精微物质。这种物质极为精纯细腻，所以能够在脏腑之间的间隙中漂浮运动。世间万物都有它的阴阳属性，三焦在方便了疾病传变的同时，也同样方便了疾病的治疗，它是否有利于人体的健康，更多时候取决于我们如何运用三焦的生理特性。比如，在中医的外治法里，掌握这个特性并且运用得比较好的，就有脏腑推拿。

脏腑推拿所用的振腹疗法，本质上就是对三焦的一个调理，但它的最终目的又不完全是单纯的三焦，而是中医里面比较难以达到的治神、调神的境界。

在十二经络子午流注中，三焦经对应亥时，以十二时辰来算，三焦经对应的是一天中的最后一个时辰。人体有很多莫名其妙的疾病，其实是和三焦有着密不可分的关系的。

三焦的"焦"字，有热的含义，这种热来源于命门之火，命门之火又被称为元阳。可是，三焦经的流注时间却又是一天当中的最后一个时辰——亥时，此时阴气旺盛阳气衰微，表面看并不符合三焦濡养脏腑的特点。这里其实还是要对三焦做一个拆分，就是作为腑的三焦和三焦里面的精微之气是两个不同的概念。作为腑存在的三焦是一个有形的、相对静态的状态，而里面的精微之气却是处于时时刻刻运动的状态，所以在理解和应用上，就是完全不同的两个思路。

作为腑的三焦如果出了问题，是一个空间的概念，解决问题的思路主要就是疏通。而如果是三焦内运行的精微之气的问题，就需要以引导、梳理、平衡气血为主要思路。三焦之病通常后者多于前者，临床很多时候解决前者问题要比解决后者问题更容易些。所以三焦的调理，对于大多数人而言，是一门比较难的学问。

举个例子，我们经常会说一个人肥胖是由于三焦不通、中焦遏阻，以致脾胃失调引起代谢失衡而致；但是，治疗过程往往更注重三焦空间的疏通，而忽略了里面运行的气血，所以导致临床效果并不令人满意。

《素问·灵兰秘典论》曰："三焦者，决渎之官，水道出焉。"决：决定，在这里是管理的意思。渎：沟渠的意思。连起来就是管理沟渠，也就是管理人体气血通路的意思。刚才我们讲到的空间，就是指这个沟渠。但是管理是个动词，也就是说单单沟渠这个静态的空间概念是不够的，起到管理作用的还是三焦内的精微气血。换言之，就是若无十分大的意外创伤，那么三焦的通顺与否在本质上就是由它所运行的精微气血决定的。再而言之，精微气血方为三焦生理病理的根源所在。

释解厥阴风木

厥阴之所以属风木，其意主要有两点：一是厥阴位属后天八卦之西北方，为阴极而阳生之义。阳气由地下向上生发，与天下降之阴气交通，阳升阴降，两气相搏因而生风。其二：阴极之后阳气始生，阳气携故有封藏之阴气生发，象同木生，故称厥阴风木。所以若封藏不利（货存少），则阳气生发便缺乏根源。阳气生发无力，不能穿过土气，则木郁而生风。

"冬水闭藏，一得春风鼓动，阳从地起，生意乃萌。"土气不升（土性厚重，不动），所以要赖木气以升之，而木气不达，则实赖土气以达焉（赖：这里是依赖的意思。土气如果板结就更难升发，如果土气柔软则可帮助木气的升发）。所以厥阴肝木，生于肾水而长于脾土，水土温和，则肝木发荣，木静而风恬；水寒土湿，不能生长木气，则木郁而风生。

而六气在人体五脏的体现，则运用的是五行生克制化的理论。风，是厥阴木气生（生：长，向上，升）发与天下降之阴气交通，阳升阴降，两气相搏所化，在天为风，在地为木，在人则应象的是肝脏。足厥阴是风木，手厥阴是相火，也随从化于风木之气。因为木生火，风木旺盛则子气（我生者为子气，木生火，这里火为木的子气）得生。

木以发达为性，木根在土，然制土的同时又受制于土。木喜生肥沃之土地，肥沃之土为阴土，以阴阳论属己土。己土多湿陷，抑遏木之发达之气，木气生意不遂，转而化生乙木。乙木者，以木之阴阳论，在下在柔，引为木之根。故乙木郁怒而克脾土，根系将土地板结在一起，风动而生疏泄，乙木难以升发突破脾土，所以它的气就只能往下行。所以凡腹痛下利，亡汗失血之证，皆为风木之疏泄也。肝藏血而华色，主筋而荣爪（指甲），风动则血耗而色枯，爪脆而筋急，就是肝血不足，难以濡养周身的意思。凡眦黑唇青，爪断筋缩之证，皆风木之枯燥也（更严重的肝血不足）。及其传化乘除，千变不穷。故风木者，五藏之贼，百病之长（邪气都是没长腿的，但是风不一样，它不仅长腿了，还四处跑。如果是外界的风，就极容易将别的邪气带入体内；如果是体内的风，就容易流窜到身体的各个部位作案，不足就容易使体内气机升降疏泄失调）。所以凡病之起，无不因于木气之郁（抑制，不舒展）。以肝木主生，而人之生气不足者，十常八九，木气抑郁而不生，是以病也。

木为水火之中气（水生木、木生火），为水之子、火之母，木之疏泄犹如树与土之软硬散结。所以木之病则土木郁迫，水火不交，外燥而内湿，下寒而上热。手厥阴，火也，火者木之子气，木气畅遂，则厥阴心主从令而化风；木气抑郁，则厥阴心主自现其本气（生火之气，木不足便生火不足，所以心主自现其本气）。是以厥阴之病，下之则寒湿俱盛，上之则风热兼作，其气然也。

释解太阴湿土

湿者，太阴土气之所化也，重浊黏腻。故在天为湿，在地为土（泥土），在人为脾。太阴以湿土主令，湿土细腻柔软，辛金从土而化湿，辛金性柔锋利婉转走窜，象似蚯蚓，可疏通湿土。阳明以燥金主令，燥金在五行阴阳中属庚金，戊土从金而化燥，是为土生金。己土之湿为其本气，湿浊黏腻，可以理解为像沼泽地一样的土地。戊土之燥为其子气，可以理解为像干燥的土地。湿则黏腻重浊，易受邪，燥偏轻扬，故胃家之燥不敌脾家之湿，病则土燥者少，而土湿者多也。

太阴为脾，脾在五行之阴阳中属己土，脾主运化，化生水谷精微，犹如沃土之生化万物，故主升。己土升则地底封藏之气与木之生发之气得升，故曰癸水与乙木皆升。土之所以升者，脾阳之发生也。阳虚则土湿而不升，己土不升，地气无以出，生气无以长，是为水木陷矣。火金之气在上，水木之气在下，在天之气下之，在地之气上之，是为阴阳交通。《周易·泰卦》"泰：下乾上坤，象征通泰。象曰：泰，小往大来，吉，亨。则是天地交而万物通也。"故火金在上为阳应降于戊土，水木在下为阴应升于己土，戊己土承载转化而使天地之气交通。故戊土不降，则火金上逆。此处戊土不降指的是不通之意，戊土不通则火金无法下降，无法降则上逆；己土不升，则水木下陷。此处己土不升仍为不通之意，己土不通则水木无法上升，无法升则下陷。其原总由于湿盛也。

《子华子》说："阴阳交，则生湿。湿者，水火之中气。上湿则化火而为热，下湿则化水而为寒。"此处"湿者，水火之中气"有两解：一为水火交流衍化而生的土气，因土气具有孕育生化万物之性，天水之气下降与地火之气上升交会于土，故为水火之中气；二为充斥于水火（天地）之间的精微之气，湿土者己土也，五脏合脾，脾者运化水谷之精微，如同己土之生化万物，生气生则充斥于天地之间，犹如气血之精微布散于脏腑百骸，充斥其间，故称中气。

"然上亦有湿寒，下亦有湿热。"此处仍为水火之中气解。土气不通则天水之气不得降，地火之气不得升。天水之气润下，和精微以降；地火之气炎上，和精微以升。天水下行受阻则不交于地火之气，天水之气不得温煦，携精微化氤（云烟气很盛的意思），故湿寒。地火上升不畅则失结于天水，地火之气不得润泽，携精微化氲（暖热的云气），故湿热。

"湿旺气郁，津液不行，火盛者，熏蒸而生热痰，火衰者，泛滥而生寒饮，此湿寒之在上者。湿旺水郁，膀胱不利，火衰者，流溢而为白淫，火盛者，梗涩而为赤浊，此湿热之在下者。"此处仍以水火阴阳做解：精微上升不遂，脾湿不运，遇火盛则熏蒸而生热痰，遇火衰则泛滥而生寒饮，多为脏证，病在中、上焦；精微下降不畅，郁结膀腑，遇火衰则流溢而为白淫，遇火盛则梗涩而为赤浊，此湿热之在下者，多为腑证，病在中、下焦。

"便黄者，土色之下传，便赤者，木气之下陷。缘相火在水，一线阳根，温升而化乙木，木中温气，生火之母，升则上达而化火，陷则下郁而生热。"此处相火为肾阳，肾阳足则可温化乙木，木生火，为火之母，木中温气足则可升而上达化火，木中温气不足则升化无力，故陷下郁而生热。

"木气不达，侵逼土位，以其郁热传于己土，己土受之，于是浸淫于膀胱。五行之性，病则传其所胜，其势然也。"木气上升不及则困结土位，木中温气传于己土，己土受之，复克膀胱，故便赤；若木中温气未曾传于土，单以土气下克，则便黄。是以五行之性，病则传其所胜，其势然也。

我们来看，此处以有形无形来论述阴阳。《素问·阴阳应象大论》："黄帝曰：阴阳者，天地之道也，万物之纲纪，变化之父母，生杀之本始，神明之府也。治病必求于本。故积阳为天，积阴为地。阴静阳躁，阳生阴长，阳杀阴藏。阳化气，阴成形。寒极生热，热极生寒。寒气生浊，热气生清。"阳是运动的，阴是静止的，故阳气运动易耗散，阴气静止易垒实。湿为阴，燥为阳，是以湿气恒长而燥气恒消。

释解阳明燥金

阳明燥金，为六气当中的第五气。

燥者，阳明金气之所化也。燥金在五行阴阳中属阳金，为庚金。阳金者气势锋利，故在天为燥；阳金者杀伐矫治，故在地为金；矫治之后传导疏泄，故在人为大肠。阳明以燥金主令，庚金生于戊土，故胃土从令而化燥；太阴以湿土主令，辛金生于己土，故肺金从令而化湿。胃土生于己土，胃生于脾，故胃土之燥，为子气而非本气，子气不敌本气之旺，故阴盛之家，胃土恒湿；肺金之湿，脾土而生肺金，土生金，脾湿而传肺，故为母气而非本气，母气不敌本气之旺，故阳盛之家，肺金恒燥。

太阴己土性湿，阳明庚金性燥，燥湿平衡，在乎中气，中气者为三焦，三焦者少阳相火。少阳相火旺盛，充盈于天地之间，则辛金可化气于己土而肺不伤燥，戊土可化气于庚金而胃不伤湿。少阳相火衰弱，则阴阳不交而燥湿偏见。湿胜燥，脾气受困于湿，脾失健运则饮少而食减，脾生肺则脾湿之气传之于肺，肺受湿，则水液输布治节不利而溺涩便滑；燥胜湿，则胃气亢盛，消谷善饥而疾饥而善渴，胃生大肠则胃燥之气传之于大肠，水利而便坚。

"阴易进而阳易退，湿胜者常多，燥胜者常少。辛金化湿者，十之八九，戊土化燥者，百不二三。阳明虽燥，病则太阴每胜而阳明每负，土燥而水亏者，伤寒阳明承气证外，绝无而仅有。"阴成形则易留置，阳化气则易消散，是以湿胜者常多，燥胜者常少。辛金受湿证十有八九，戊土传燥于庚金者百不二三。土生金，脾湿则传于肺，是所谓脾为生痰之源，常见；胃传大肠者，为气实而传，为燥证，若非实而不通，一般不为病，故相对少。阳明之气虽燥，病则多因太阴之气太盛而致阳明不运，土燥而致阴液不足者，唯伤寒阳明承气证。《伤寒论·辨阳明病脉证并治第八》载："阳明之为病，胃家实（一作寒）是也。问曰：何缘得阳明病？答曰：太阳病，若发汗，若下，若利小便，此亡津液。胃中干燥，因转属阳明，不更衣，内实，大便难者，此名阳明也。"除此证外，绝无而仅有。

"是以仲景垂法，以少阴负跌阳者为顺。缘火胜则土燥，水胜则土湿，燥则克水，湿则反为水侮。水负则生，土负则死，故少阴宜负，而跌阳宜胜。"跌，为脚面。跌阳指跌阳脉，即足阳明胃经在脚面上冲阳穴处的动脉，为三部九候脉之一，五行属土。少阴指少阴脉，即足少阴肾经在内脚踝太溪穴处的动脉，为三部九候脉之一，五行属水。负为胜负之负，小于之意。少阴水小于跌阳土，则土能制水，为顺。跌阳土小于少阴水，则土不制水，为逆。土胜水为常，水胜土为变，土不胜水则决堤，水灾作矣。膝踝以下浮肿，皆是水气失制决冲漫溢所致，即跌阳负于少阴之象也。"水负则生，土负则死，故少阴宜负，而跌阳宜胜。以土能胜水，则中气不败，未有中气不败而人死者。"此处理解为土能胜水，在土则脾胃运化有常，在水则精气固护有方，如此便可中气不败，中气不败而人不死。

燥属大肠，通胃腑，胃在上，大肠在下，故上燥则化火而胃热，消谷善饥；下燥则燥气在大肠，便坚而水利。反胃噎膈，胃气不降，是为湿胜燥；便若羊矢，肠气燥结，是为燥胜湿，故其胃湿而肠燥。

所以说，"湿为阴邪，阴性亲下，故根起于脾土而标见于膝踝；燥为阳邪，阳性亲上，故根起于大肠而标见于肘腕。所谓阴邪居下，阳邪居上，一定之位也"。

"然而人之上燥，亦因于下之湿，下之湿则水木之气不升，阴阳无以和，是以上燥。"人之上燥，亦因于下之湿，下之湿为己土之湿，己土湿则水木之气不升，阴阳无以和，是以上燥。是以中风之证，风邪耗伤津血，血枯而筋缩，己土湿盛，水木之气生发不及，故其在下者，膝踝是湿，而在上者，肘腕未尝非燥。使己土不湿，则木气升发，己土不湿则水木之气升发，天地之气交融，是以木荣则血畅，骨弱筋柔，风自何来！此处骨弱指骨节轻爽，骨不受湿困则轻。

释解太阳寒水

"寒者，人之气血周流代谢之水，为人体阳气所化，是以为太阳水气之所化。在天为寒，在地为水，在人则为膀胱。"此处寒水指人体代谢之水，因其已被人体尽取其精华，故称寒水，不指温度。在天为寒取其倾泻向下之意，《尚书·洪范》载："水曰润下。"在地为水取其州都之意，在人为膀胱，州都为河流口岸之处，膀胱能贮尿排尿，故名。《素问·灵兰秘典论》："膀胱者，州都之官，津液藏焉。"张景岳注："膀胱位居最下，三焦水液所归，是同都会之地，故曰州都之官。""太阳以寒水主令，足太阳膀胱，水也，手太阳小肠，火也。"此小肠之火非水火之火，而为食糜之火，食糜之性虽为阴，然却实为人体气血之根源，故取火义，其质仍为水。火水异气，然皆属水性，是以寒水统之，缘水位于下而生于上（河图：天一生水，地六成之）。天一生水，地六成之；地二生火，天七成之……故离中之阴（离：八卦之一，属火），此处意为火中之水。地六承水，地二生火，同载之，故为水之根。离阴降而下交坎位，而化水，水降于火，火气动而水气沉，犹如滔天之洪水，其水虽然为水，然其势猛如火也，是以丙火化气于壬水。火化而为水，火势尽而水独存，则热从寒化。故太阳之气，水火并统，而独以寒水名也。

水性本寒，少阳三焦之火，随太阳而下行，水得此火，应当不寒。常人多以壬水为阳水，意为壬水奔腾，动则为阳，是以取之。然不知水之不寒者，癸水而非壬水也。盖水以蛰藏为性，水深则可使火气之热聚敛不散，犹汪洋大海之象，表寒而内热。是以火秘于内，水敛于外，是谓平人（阴平阳秘），否则便阳气耗散，阴气滞结，阴阳不交。木火主里，自内而生长之，故里气常温；金水主表，自外而收藏之，故表气常清。血生于木火，故血温而内发；气化于金水，故气清而外敛。人之经脉，厥阴在里，虽质为至阴，然阴极而生阳，故春气之内生也；次则少阴，阴消阳长，犹夏气之内长也；次则阳明，阳气之势盛，气化实也，为秋气之外收也；太阳在表，阳潜阴藏，故曰冬气之外藏也。阳藏则外清而内温，内温则有生；阳泄则内寒而外热，外热者气泄而不藏，不藏则渐无生化之源，源竭则死。外易阴气滞涩格阳于外，故曰易寒水而为热火；内易阳气不藏而致生气耗散，故曰易温泉而为寒冰。外愈热而内愈寒，生气绝根，是以死也。可潜藏者治，可散结者治；不藏者病，郁结者病；故曰癸水温而壬水寒则治，癸水寒而壬水热则病。阳气不藏于内则寒生，阴气格阳于外则热发，是以癸水病则必寒，壬水病则多热。阳气藏于阴地（津血），阳为生气，绵绵不绝，引而不发，是静非动，不同外阳，故曰丁火化于癸水，为少阴之藏。阳气不藏则寒生，故少阴之藏（脏），最易病寒。津血奔腾于脉道，津血虽阴而周流不息滋养机体，荣华周身，势同火象，故曰壬水化于丙火。津血瘀滞则阳藏不遂，不遂则格阳于外，故太阳之腑，最易病热。是以病寒者，独责癸水而不责壬水；病热者，独责壬水而不责癸水也。

六经三阴三阳各有其位，其中唯少阳一经之气难解。少阳者，位在寅申，寅者三阳生之位，另和三阴；申者三阴生之位，另和三阳，故为三阴三阳平均之气。三阴三阳平均，内可连脏腑，外可通百骸。少阳相火，犹如宰相，外理关河（四肢百骸、皮肉脉筋骨），内佐君主（三魂七魄、肝心脾肺肾），阴阳俱半，体用兼顾，故名少阳相火。

释解少阴君火

热者，少阴君火之所化也。火赖木气而生，在天为热，在地为火，在人为心。少阴以君火主令，十二官中君主之官属心。心属火，以阴阳论水火相交方成阴阳之势。所以手少阴心，火也；足少阴肾，水也，水火异气，而以君火统之。缘火位于上而生于下。坎为水，水分阴阳，阳者壬水、阴者癸水。坎中之阳，火（此处引为肾）之根也，引为肾阳。坎阳升则上交离位而化火，为火生于水；是以癸水化气于丁火，丁火为阴火，此指心阳，概因脏属阴，腑属阳。水化而为火，则寒从热化，故少阴之气，水火并统，而独以君火名也。

君火虽降于手，而实升于足。足者属下，其位在坎，五脏属肾。所以阳盛则手少阴主令于上，而癸水亦成温泉；阴盛则足少阴司气于下，而丁火遂为寒灰，丁火寒灰指心阳不振，甚则水气凌心。所以丁火虽司气化，而制胜之权，终在癸水，所恃者，生土以镇之。但土虽克水，而百病之作，率由土湿，湿则不能克水而反被水侮，此指脾失健运。土能克水者，唯伤寒阳明承气一证，其余则寒水侮土者，十九不止。土不制水则水气制火，是以土溃则火败，故少阴一病，必寒水泛滥而火土俱负，其势然也。

至于上热者，此相火之逆也。火从水而起，故火中有液，液为癸水，火（注：此处指心）之根，相火上逆，灾及宫城，灼伤阴液，心液消亡，是以热作。是以凡少阴病热，皆乃受累于相火，实非心家之过。而方其上热，必有下寒，是以水火分离而不交，上下不能交通。所以见心家之热，当顾及肾家之寒。盖水火本交，彼此相交，则为一气，不交则离析分崩，逆为冰炭。究之火不胜水，则上热不敌下寒之剧，不问可知也。

所以，才有"血根于心而藏于肝，气根于肾而藏于肺。心火上热，则清心家之血；肾水下寒，则暖肾家之气。故补肝之血则宜温，补心之血则宜清，补肺之气则宜凉，补肾之气则宜暖，此定法也"。

六气化六淫

中医讲内感七情，外感六淫，六淫就是指自然界中的风、寒、暑、湿、燥、火。通常情况下，由于风、寒、暑、湿、燥、火这些邪气分属不同的五行，所以在疾病的发生上，通常以其中的某一气为主要症状；但是在整个疾病的发生以及变化的过程当中，五行气之间的盛衰生克无不发挥着重要的作用，我们来简单地看一看它们之间是如何相互影响的。

人之六气——风、寒、暑、湿、燥、火，不病则不现，凡一经病，则一经之气现。正常健康的人六气调和，无风、无火、无湿、无燥、无热、无寒。五行六气之间力量均衡，相互扶持、相互制约，运转顺畅则不会导致某一气独现。如果生病，则或风、或火、或湿、或燥、或热、或寒，五行六气力量失衡，运转不畅，盛衰生克失常，六气不相交济，是以一气独现。如厥阴肝胆病则风盛，少阴心与小肠病则热盛，少阳三焦病则暑盛，太阴脾胃病则湿盛，阳明肺与大肠病则燥盛，太阳肾与膀胱病则寒盛。

我们以其中一气的偏盛，来推导与之相关联的气的偏虚。比如厥阴风盛者，土金之虚也。厥阴风五行为木，木克土，金克木。木气盛则乘（乘：比克更过分的克）土，木气盛则反克金，所以土金虚。

少阴热盛、少阳暑盛者，金水之虚也。少阴少阳属火，水克火，火克金。火盛则乘金，火盛反克水，所以金水虚。

太阴湿盛者，水木之虚也。太阴属土，木克土，土克水。土盛则乘水，土盛则反克木，所以水木虚。

阳明燥盛者，木火之虚也。阳明属金，火克金，金克木。金盛则乘木，金盛则反克火，所以木火虚。

太阳寒盛者，火土之虚也。太阳属水，土克水，水克火。水盛则乘火，水盛则反克土，所以火土虚。

以六气之性,实则克其所胜而侮(反克)所不胜,虚则己所不胜者乘之(如水克火,火虚则水乘),而己所能胜者亦来侮之也(如水克火,水虚则火反克)。

所以某一气(风寒暑湿燥火邪气)的偏盛,其根源在于某一气(木火土金水五行)的虚。其五行的关系在之前的内容里已有讲解,这里不再重复。厥阴能生,则阳气左升而木荣,其风盛者,生意之不遂也。少阴能长,则君火显达而上清,其热盛者,长气之不旺也。阳明能收,则阴气右降而金肃,其燥盛者,收令之失政也。太阳能藏,则相火闭蛰而下暖,其寒盛者,藏气之不行也。

土为木火金水四维之中气,木火之能生长者,太阴己土之阳升也;金水之能收藏者,阳明戊土之阴降也。中气旺则戊己转运而土和,中气衰则脾胃湿盛而不运。

参见河图:

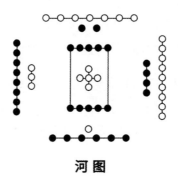

河 图

木克土,土克水,所以土燥则能克水,土湿则水气泛滥,反克侮土而灭火。水泛土湿,木气升发不及,则生意盘塞,能克土而不能生火以培土,此土气所以困败也。血藏于肝而化于脾,太阴土燥,肝失疏泄则肝血枯槁而胆火上炎,则生病。

足太阴脾以湿土主令,为阴;足阳明胃从燥金化气,为阳。脾为脏,胃为腑,脏腑分属阴阳。阳化气阴成形,阴易盛而阳易衰,所以通常情况下,一切内外感伤杂病,多由土湿。而土燥为病者,除阳明伤寒承气证外,不多见。

气候

以武汉市为例,武汉市属亚热带季风性(湿润)气候,具有常年雨量丰沛、热量充足、雨热同季、光热同季、冬冷夏热、四季分明等特点。简单说,就是中医讲的湿气比较重。

武汉年平均气温15.8~17.5℃,极端最高气温41.3℃(1934年8月10日),极端最低气温－18.1℃(1977年1月30日)。年无霜期一般为211~272天,年日照总时数1810~2100小时,年总辐射104~113千卡/平方厘米,年降水量1150~1450毫米,降雨集中在每年6月至8月,约占全年降雨量的40%。这个意思更简单,即武汉的气候又热又湿。

我们记住武汉气候的特点,然后回到古人的认知里去看看古人是怎么认识天地气候的。

先说五运:

五运,即木运、火运、土运、金运、水运的统称。

运者,轮转运动,循环不已之谓。

故曰:"夫五运阴阳者,天地之道也。"(《素问·天元纪大论》)

五运又有大运(中运)、主运、客运之分,它们的变化都是以当年纪年的天干及其阴阳属性为准则的。

……

我们先来说说这个大运。大运又称中运,因其反映全年的气候特征、物候特点及发病规律,故也称岁运。大运可以用来说明全年的气候变化,同时又是推算客运的基础。"非典"那一年(2003年)按中国历法算是癸未年,今年(2020年)是庚子年(至于为什么还没立春就说已经到了2020年,请接着往下看)。传统年份的划分都是以是否立春来划定的,但在运气推算上则是以大寒节气作为第一气来开始的。具体的算法我已经在前面的内容里给大家讲过，大家可以反复看一看。

现在，我们来记一下重点：癸未年岁运是火气不及（少徵），庚子年岁运是金气太过（太商）。角、徵、宫、商、羽叫作五音，对应的是木、火、土、金、水。太过和不及是中医学阴阳五行之气多与少的一种表述词，太过为主岁的运气旺盛而有余，不及为主岁的运气衰少而不足。其规律是阳干为太过，阴干为不及（十天干：甲丙戊庚壬属阳，乙丁己辛癸为阴）。

阳年（太过，太）为本气流行，阴年（不及，少）为克己之气流行。

如今年（2020年）庚年为金运太过，金运太过则此年偏凉燥；癸年为火运不及，火不及则水来克之，故此年气候反而偏寒。余可类推。

……

主运

主运是指主持一年中五季正常气候变化的运。因为各运季的时间每年固定不变，在各运季中的气候变化，基本上也都年年相同，所以称为主运。主运分五步，分司一年当中的五个运季，每步所主的时间，亦即每个运季的时间为七十三日零五刻。换句话说，七十三日零五刻便为一运（运季）。主运的推算，从每年大寒日始。按五行相生的次序推移，即：木为初运，火为二运，土为三运，金为四运，水为终运。年年如此，固定不变。主运五步交司时间，从日而言也基本相同，即木运起于大寒日，火运起于春分后十三日，土运起于芒种后十日，金运起于处暑后七日，水运起于立冬后四日……

五步推运：年干只能代表本年的中运，而不能代表本年的主运。主运虽始于木、角音，终于水、羽音，有一定的次序可循，但在五步推移之中，究竟是太生少，还是少生太呢？这就要应用到五步推运法。

五步推运法：无论何年，总是从年干的属太（阳干）属少（阴干），逐步上推至初运木角，便可得出。例如：庚年（2020年）属阳金，运属太商用事，即从太商本身依次上推，生太商的是少宫，生少宫的是太徵，生太徵的是少角。因而庚年的主运便起于少角，少太相生而终于少羽。

己年（2019年）为阴土，运属少宫用事，则从少宫本身依次向上推，生少宫的是太徵，生太徵的是少角。因而己年的主运便起于少角，少太相生而终于少羽。

2019年冬是少羽（水气不足，中医指肾水不足），2020年春是少角（木气不足，中医指肝气不舒），水生木，水不足则生木不足，再遇上今年这一气是少角，肝木不舒，外加金（中医代表肺）气来乘（乘：比克更过分的克）。中医讲肝升肺降，气机升而无力，又遇金气肃降，体内的气发不出去，郁在胸中，便发为热。

我们再来看客运，客运是指每年五个运季中的特殊岁气变化。因其每岁有变更，各季有不同，如客之来去，故称为客运。客运的推算是在每年值年大运的基础上进行的，即每年值年大运就是当年客运的初运。客运的初运按照当年大运确定后，便循着五行太少相生的次序，分作五步推运。每步约为七十三日零五刻，行于主气之上，与主运相对，逐岁变迁，十年一周。客运主管一年之内各个运季气候的异常变化。

例如：乙庚年属金运，乙年为阴金，为少商；庚年为阳金，为太商。逢乙年便以少商阴金为初运，逢庚年便以太商阳金为初运，所以我们回顾一下上文讲的主运初运是少角，现在客运初运是太商，金气太过乘木气不及，印证了上文升发不及而郁结体内的论点。

我们接着往下看。

既然是五运六气，那么讲了五运就该讲讲六气。六气，指风、热（暑）、火、湿、燥、寒六种气候变化。

六气以三阴三阳为主，结合地支，用以说明和推算每年气候的一般变化和特殊变化。每年的六气，一般分为主气、客气、客主加临三种情况。主气用以述其常，客气用以测其变。主气和客气相合，称为客主加临，可以用来进一步分析气候的复杂变化。

十二支化气

十二支配六气是："子午之上，少阴主之；丑未之上，太阴主之；寅申之上，少阳主之；卯酉之上，阳明主之；辰戌之上，太阳主之；巳亥之上，厥阴主之。"（《素问·五运行大论》）

即逢子午年为少阴君火之气所主，逢丑未年为太阴湿土之气所主，逢寅申年为少阳相火之气所主，逢卯酉年为阳明燥金之气所主，逢辰戌年为太阳寒水之气所主，逢巳亥年为厥阴风木之气所主。

地支	子午	丑未	寅申	卯酉	辰戌	巳亥
三阴三阳	少阴	太阴	少阳	阳明	太阳	厥阴
六气	君火	湿土	相火	燥金	寒水	风木

十二支之所以这样配六气，是因为三阴三阳六气有正化和对化之不同。

正化、对化之说出自王冰的《玄珠密语》，因为太过专业，所以我们不在这篇文章里讲。

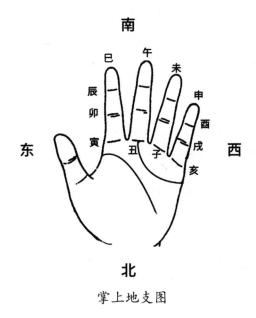

掌上地支图

和五运一样，六气也有主客之说。

主气的推算方法：把一年二十四节气（立春、雨水、惊蛰、春分、清明、谷雨、立夏、小满、芒种、夏至、小暑、大暑、立秋、处暑、白露、秋分、寒露、霜降、立冬、小雪、大雪、冬至、小寒、大寒）分属于六气六步之中，从每年大寒日开始计算，十五天多一点为一个节气，四个节气为一步，每一步为六十日又八十七刻半。始于厥阴风木，终于太阳寒水，六步为一年。

厥阴风木为初之气，主由大寒后至春分前，相当于十二月中到二月中；

少阴君火为二之气，主由春分后至小满前，相当于二月中到四月中；

少阳相火为三之气，主由小满后至大暑前，相当于四月中到六月中；

太阴湿土为四之气，主由大暑后至秋分前，相当于六月中到八月中；

阳明燥金为五之气，主由秋分后至小雪前，相当于八月中到十月中；

太阳寒水为终之气，主由小雪后至大寒前，相当于十月中到十二月中。

一年的主气，至此而一周。凡此六气之气，计三百六十五日又二十五刻，一岁周遍，年年无异。

……

我们再来看客气，客气是各年气候上的异常变化。因其年年有转移，与主气之固定者不同，亦犹"客"之往来无常，故称客气。

客气也分为六步，即司天之气、在泉之气、左右四间气。

推算各年的司令客气（司天之气），是以值年地支为基础的。

"子午之岁，上见少阴；丑未之岁，上见太阴；寅申之岁，上见少阳；卯酉之岁，上见阳明；辰戌之岁，上见太阳；巳亥之岁，上见厥阴。"（《素问·天元纪大论》）

可见，每年的年支，凡逢子和午，不论天干是什么，客气均属少阴司天，丑和未年属太阴司天，其余类推。

相配以后是子午少阴君火，丑未太阴湿土，寅申少阳相火，卯酉阳明燥金，辰戌太阳寒水，巳亥厥阴风木。依此次序逐年推移，六气六年一循环，地支十二年一循环，周而复始，六十年中地支轮用五周，六气循环十周。

今年（2020年）是庚子年，司天之气就是少阴君火。

左右间气司天在泉是值年客气在这一年中主事的统称，主管每年上半年的客气称为司天之气，主管每年下半年的客气称为在泉之气。

凡逢子逢午之年就是少阴君火司天，凡逢丑逢未之年就是太阴湿土司天，凡逢寅逢申之年就是少阳相火司天，凡逢卯逢酉之年就是阳明燥金司天，凡逢辰逢戌之年就是太阳寒水司天，凡逢巳逢亥之年就是厥阴风木司天。

年支和司天在泉规律表

年支	司天	在泉
子午	少阴君火	阳明燥金
丑未	太阴湿土	太阳寒水
寅申	少阳相火	厥阴风木
卯酉	阳明燥金	少阴君火
辰戌	太阳寒水	太阴湿土
巳亥	厥阴风木	少阳相火

司天之气和在泉之气，总是阴阳相对上下相交的。

……

司天在泉之气确定了，左右四间气自然就确定了。

拿今年（2020年）庚子年为例，子为少阴君火司天，少阴是二阴。因此，本年在泉之气便是二阳（阳明），即阳明燥金在泉。司天少阴的左间是太阴，右间是厥阴；在泉阳明的左间是太阳，右间是少阳。

少阴君火客气在今年，可以推算出客运第一气是太阳寒水。到了这里，五运六气的推算结果就已经出来了，即2019年冬是少羽（水气不足，中医讲肾水不足），2020年春是少角（木气不足，中医讲肝气不舒），水生木，水不足则生木不足，再遇上今年这第一气是少角，肝木不舒，外加金（中医代表肺）气来乘（乘：比克更过分的克）。中医讲肝升肺降，气机升而无力，又遇金气肃降，体内的气发不出去，郁在胸中，便发为热。

而庚年以太商阳金为初运，今年（2020年）庚子年，少阴君火司天，就是心火主上半年的气候，主气的第一气是厥阴风木，客气为太阳寒水。肾水不及加上肝气不舒，庚子年气候有热，再遇上第一气金气收降太过，体内的热想发发不动，因为肝气升发之力不足，金（肺）气又收降太过，就只能把热憋在体内。热往上走，发在了心肺上，再加上太阳寒水，寒水封藏，就更难以发散出来了。

......

但是还不能下最终结论，我们还需要看一个东西，那就是当五运六气合在一起的时候，我们应该怎么用。

五运和六气在运用时是相互结合的，即"天干取运，地支取气"。所以天干与地支的配合，实际上代表着运和气的结合。每年的年号，都是由一个天干和一个地支组成的。要推测某年的运气情况，必须把两者结合起来，进行全面的综合分析。

运气相临的盛衰

运和气的盛衰，要根据运和气的五行生克关系来测定。

运盛气衰

运生气或者运克气叫作运盛气衰。比如，辛亥年的年干是辛，丙辛化水，故辛亥年的大运是水运；辛亥年的年支是亥，巳亥厥阴风木，故辛亥年的值年司天之气便是风木。因水能生木，运是水运，司天之气是风木，故为运生气。因此，辛亥年这一年便是运盛气衰。

气盛运衰

气生运或者气克运谓之气盛运衰。比如，己亥年的年干是己，甲己化土，所以己亥年的大运是土运；年支是亥，巳亥厥阴风木，故己亥年值年司天之气便是风木。木克土，在这里就是气克运。因此，己亥年这一年便是气盛运衰。

而今年庚子年，年干是庚，乙庚化金，所以庚子年的大运是金运；年支是子，子午少阴君火，故庚子年值年司天之气便是君火。火克金，在这里就是气克运。因此，庚子年这一年便是气盛运衰。

……

分析各年运和气的盛衰，其目的有两点。

一、根据运气的盛衰可以推算出各年运气变化的主次，运盛气衰的年份，在分析当年变化时，便以运为主，以气为次。反之，气盛运衰的年份，在分析当年变化时，便以气为主，以运为次。所以庚子年（2020年）的气候分析，便要以气为主，就是少阴君火为一年的主气。火属于热，六气客气的第一气为太阳寒水，水克火，体内之气不得发散。在大寒节气，遇上厥阴风木，归少角之气，肝木升发无力，己亥年（2019年）客气六气中的终（第六）之气又为少阳相火，火热仍盛，五运水气不及，阳盛阴虚。

二、根据运气盛衰可以进一步推算各年气候的复杂变化。

根据五运六气、五行属性的生克关系，在六十年中可以分为五种不同类型的年份，即气生运为"顺化"，气克运为"天刑"，运生气为"小逆"，运克气为"不和"，运气相同则为"天符"。顺化之年，变化较为和平；小逆及不和之年，变化较大；天刑之年，变化剧烈；天符之年，变化较一般年份为甚。顺化和天刑之年，属气盛运衰，故推算该年的气候变化时，以六气为主，五运作为参考。而小逆和不和之年，属运盛气衰，故以五运为主，六气作为参考。如逢天符年，是属运气相同，则两者结合使用。这些具体的理论和用法，我会在以后的文章里慢慢阐述。

天符、岁会、太乙天符、同天符、同岁会

主运和客运，主气和客气，在六十年变化中，除互为生克，互有消长外，还有同化关系。运气同化，就是运与气属于同类而化合之意。如木同风化，火同暑化，土同湿化，金同燥化，水同寒化。由于运有太过不及，气有司天在泉的不同，因而便有天符、岁会、同天符、同岁会、太乙天符的分别。兹分述如下。

天符

凡是每年值年大运之气与同年司天之气在五行属性上相同者，便称作天符。以己丑年为例，己丑年的年干是己，甲己化土，己为土运，故己丑年的大运是土运。己丑年的年支为丑，丑未值太阴湿土司天，所以己丑年司天之气是太阴湿土。大运是土，值年司天之气也是土，土湿同化，大运与司天之气的五行属性相同，所以己丑年便是天符之年。在甲子一周的六十年中逢天符者，计有己丑、己未、戊寅、戊申、戊子、戊午、乙卯、乙酉、丁巳、丁亥、丙辰、丙戌十二年。故曰："土运之岁，上见太阴；火运之岁，上见少阳、少阴；金运之岁，上见阳明；木运之岁，上见厥阴；水运之岁，上见太阳……天之与会也。故《天元册》曰天符。"（《素问·六微旨大论》）

岁会

凡是每年值年大运与同年年支之气的五行属性相同，便叫岁会。以丁卯年为例，丁卯年的年干是丁，丁壬化木，故丁卯年的大运是木运。其年支是卯，卯在五行属木。大运是木，年支五行属性也是木，所以丁卯年便是岁会之年。在甲子一周六十年中，逢岁会者，计有甲辰、甲戌、己丑、己未、乙酉、丁卯、戊午、丙子八年。其中，己丑、己未、乙酉、戊午四

年既属岁会，又属天符，所以单纯岁会的年份，实际上只有四年。故曰："木运临卯，火运临午，土运临四季，金运临酉，水运临子，所谓岁会，气之平也。"（《素问·六微旨大论》）

太乙天符

既逢天符，又为岁会，便叫太乙天符，又称太一天符。《素问·六微旨大论》云："天符岁会何如？岐伯曰：太一天符之会也。"以己丑年为例，己为土运，丑为太阴湿土司天，此为天符，同时年支丑的五行属性亦为土，与运的属性相同。因其三者（大运、司天之气、年支）同属土，即"三合而治"，故称太乙天符年。在六十年甲子中，逢太乙天符者，计有己丑、己未、乙酉、戊午四年。这四年，天符十二年中有之，岁、会八年中亦有之，都是大运、年支、司天之气三者相同，所以叫太乙天符。

同天符

凡年干与年支均属阳（阳年），同时值年大运又与同年在泉之气的五行属性相同，便叫作同天符。以庚子年为例，庚子年的年干是庚，庚属阳干，其年支是子；子为阳支，年支年干皆属阳，所以庚子年为阳年。庚子年的年干是庚，乙庚化金，故庚子年的大运是金运。其年支是子，子午少阴君火司天，阳明燥金在泉，所以庚子年的在泉之气是阳明燥金。年干和年支均属阳，大运属金，在泉之气也属金，故庚子年便是同天符之年。在六十年甲子中，逢同天符者，计有甲辰、甲戌、庚子、庚午、壬寅、壬申六年。

其中甲辰、甲戌两年，既属同天符，又属岁会。因此，单属同天符者，实际上只有四年。所以说："太过而同地化者三……加者何谓？岐伯曰：太过而加同天符。"（《素问·六元正纪大论》）

同岁会

　　凡是年干与年支都属阴（阴年），同时值年大运又与同年在泉之气的五行属性相同，称为同岁会。以辛丑年为例，辛丑年的年干是辛，辛为阴干，年支是丑，丑为阴支，年干年支皆属阴，所以辛丑年属阴年。辛丑年的年干是辛，丙辛化水，所以辛丑年的大运是水运。其年支是丑，丑未太阴湿土司天，太阳寒水在泉，所以辛丑年的在泉之气为太阳寒水。年干和年支均属阴，大运和在泉之气同属水，所以辛丑年便是同岁会之年。在六十年甲子中，逢同岁会者，计有辛未、辛丑、癸卯、癸酉、癸巳、癸亥六年。故曰："不及而同地化者亦三……不及而加同岁会也。"（《素问·六元正纪大论》）

十二生肖的势能分析

十二生肖的第一个就是子鼠。子鼠作为十二生肖的开头，位列十二地支的第一，其实有着比较深刻的含义。子时是半夜的十一点到凌晨一点，是六阴尽而一阳生的时刻。入夜之后万物寂静，只有居于地下的生命开始活动，代表了阳气初始转归的意思。癸水潜藏，但又蕴含蠢蠢欲动的生机，所以为鼠。子在一年之中是十一月，也就是大雪、冬至两个节气所处的月份。作为地支的子在五行中为癸水，癸水为阴水，意思为潜藏在地底之下的精微物质，也就是养分。而之所以是癸水，是因为冬至为一年之中阴气最盛的时间，代表着其所封藏的精微已经处于最深处，所以比十月份的立冬、小雪更冷、更深层。阴气潜藏至最低点时便要转向升发，也就是阴极转阳的意思。癸水属阴，因此在五行相生相克的关系上，就是以同为阴火的丁火与之相克，而丁火在十二地支的位置就是午，生肖就是马，丁火对上癸水，水火不容，便是相克。

十二生肖的第二个就是丑牛。丑时对应半夜的一点到三点，从动物本身的角度来说，牛作为农耕时代极为重要的生产力量，意味着一天生产劳动即将开始。而丑的五行为己土，就是阴土，阴土象征肥沃、养分充足的土地。从自然界一年四季的角度去看，丑相当于一年当中的十二月，也就是腊月。这个月份按照二十四节气来算的话，它其实已经是在小寒节气和大寒节气里了。这个时候从阴阳的属性来看，意味着阴极而转阳，阴气往上去升发，所以这个时候的土叫己土，其实也蕴含着这个时候的土是非常有营养、非常有质量的意思。而之所以说是有营养的土地，是因为在冬季，土壤已经将落在地上的枝叶草木进行了分解，也就是我们之前讲到的"冲气以为和"的"和"。在十二生肖当中，丑牛与未羊相冲，未羊的地支未在五行中也属于己土，而之所以丑未相冲，要理解好它其实需要一个阴阳的逻辑在里面。丑为十二月，未为六月，丑为阴极转阳阳气开始生发，而未为阳极转阴，阳气开始潜藏；丑为万物开始萌动孕育，而未为万物成熟开始脱落凋谢。丑未之间一升一降，代表了一年当中最有代表性的阴阳关系，所以，当十二生肖各自定位于十二地支的时候，也就需要去遵循十二地支五行的关系。

十二生肖的第三个就是寅虎。寅时是凌晨的三点到五点，寅在地支五行中属于甲木。众所周知，五行当中金木不和，金克木，所以与之相冲的便是申猴。申猴所在的地支申在五行中属庚金，甲木为阳木，庚金为阳金，所以两者相冲。而之所以寅属甲木，则因为寅在一年当中为正月，是春天万物开始生发的意思。花草树木的根茎钻透地面而发芽，代表了一种坚硬的力量，而坚硬的力量在阴阳中属于阳，所以为甲木。与代表杀伐的金气不和，所以便为虎猴相冲，也就是寅申相冲。

十二生肖的第四个是卯兔。卯时在一天当中为早上的五点到七点，是太阳升起的时刻。卯在十二地支五行中属于乙木，在一年当中属于二月。这个时候从地底下钻出来的嫩芽已经开始开权，所以为乙木。乙木就是柔软的草木，那么与乙木相冲的自然就是辛金。辛金在十二地支为酉，也就是十二生肖属鸡。酉时在一天当中对应的是下午的五点到七点，也就是太阳下山的时候。所以，代表太阳上升的卯，与代表太阳下山的酉相互对应，便是卯兔与酉鸡相冲。

十二生肖的第五个是辰龙。辰时在一天当中为上午的七点到九点，是太阳继续上升的时刻。在一年当中，辰为三月，为草木开花结蕊的时间。在五行当中，具有化的功能属性的只有土。在《易经》与中医所有的经典阐述之中，五行都以土为中，土供养四方，所以在五行之中，作为三月的辰，代表了将地气转化为某种新的物质形态的含义，所以为土；但是由于其仍然只是转化的初级阶段，所以为阳土，也就是戊土，这是由阳偏气、阴偏形的思路而来的。在五运六气的理论当中，土居中央，临四季，所以每个季度当中都要有土的存在。按照数的阴阳规律，戊土为单数，己土为双数，所以十二月的丑和六月的未都代表了封藏、成熟能量的升和降，为阴土；而三月的辰与九月的戌则代表了封藏、成熟能量转化过程当中的升与降，为阳土。将辰和戌的关系定为相冲，在一天当中时间的对应上也是符合的，辰时代表了上午的七点到九点，戌时代表了下午的七点到九点。辰时太阳越升越高，越热；戌时太阳越降越低，越凉。所以，作为十二生肖的龙和狗而言，便是相冲的关系。

十二生肖的第六个是巳蛇。巳时在一天当中为上午的九点到十一点，此时太阳继续升高，炎热之气更盛，所以为丙火。蛇为冷血动物，需要在阳光充足的时候积蓄能量，此时也是代表阳气充盛的意思。在一年当中巳为四月，是夏天的开始，所以五行转火。巳为丙火，为阳火，水火相冲，与同为阳水的壬水相冲。壬水在地支中为亥，也就是猪，所以为蛇猪相冲，也就是巳亥相冲。

十二生肖的第七个为午马。午时在一天当中是中午的十一点到一点，是太阳上升到了最高点开始下降的时间。马本身就代表着奔腾、热情的意思。在一年当中午为五月，正是骄阳似火的时候，所以为火。这时候的火就像太阳到了最高点一样，缺乏继续上升的力量，转而向下降之势转变。按照阴阳的属性，午为阴火，也就是丁火，蕴含着阳中有阴的意思，与子时的阴中有阳正好相对，所以便是子鼠与午马相冲。

十二生肖的第八个是未羊。未时在一天当中的时间是下午的一点到三点，也就是阳气开始下降的时间。在一年当中未属于六月，是万物将上半年所吸收的天地之气化生为果实的时候。五行之中唯有土气是化，所以六月的未以土为五行，由于是双数月份，便是己土。而比这个更重要的是未所代表的六月，也正是五行当中土所司令值班的时间，这个时候的土就更有化生的含义，但是由于已经处于阳气下降的阶段，所以有阳极阴生的意义，与丑的阴极阳生相对，便是未羊与丑牛相冲。

十二生肖的第九个是申猴。申时在一天当中是下午的三点到五点，也就是阳气继续下降的时间。在一年当中，申为七月，七月立秋，意味着进入了金气杀伐肃降的季节，草木渐渐开始凋零，气温开始转凉。但是由于刚刚入秋，夏天的热气和秋天的凉气还处于时常争斗的状态，所以天气凉热反复。秋风劲疾，且立秋之后是处暑，也就是去除暑气的意思，所以引申为庚金，与甲木相对，也就是申猴和寅虎相冲。

十二生肖中的第十个是酉鸡。酉时在一天当中的时间是下午的五点到七点。与卯时太阳从东方升起不同的是，酉时的太阳处于自西方下山的状态，太阳上升和太阳下降相对，也就是卯酉相对。在一年当中，酉对应的八月，白露秋分，意味着此时已经是凉气相对稳定的月份。秋天凉燥杀伐，草木枝叶层层凋落，就像有人用剪刀精雕细琢一样，虽不凌厉，但胜在阴柔，按照五行阴阳来分，便是阴金，也就是辛金。辛金与乙木相对，就是酉鸡和卯兔相冲。

十二生肖的第十一个是戌狗。戌时在一天当中是晚上的七点到九点，此时太阳已经下山消失不见。而在一年当中，戌在九月。九月草木已经凋零殆尽，即将步入冬天。凋零的草木枝叶回归于泥土之中，化作养分，所以为土；但是九月是单数，且是秋季末尾，太阳愈发沉降，气温愈凉，因而其本身的化生之气并不旺盛，所以为阳土，也就是戊土。戌在十二生肖中属狗，与太阳愈发上升的辰时相对，所以戌狗与辰龙相冲。

十二生肖的第十二个是亥猪。亥时在一天当中属于晚上的九点到十一点，也就是阴气即将达到顶点的时候。在一年当中亥属于十月，十月立冬进入冬天，立冬、小雪为十月份的节气，天气变冷且开始下雪，也就是说有了水，阳气开始进入封藏状态，气温持续降低。雪为冬天之水，刚进入冬季气温还不是很低，所以为阳水，阳水的意思在这里可以理解为尚能流动的水，阳水为壬水。在一天当中亥时是阴气即将到达顶点的时候，与上午的巳时阳气即将到达顶点相对，所以在生肖上就是亥猪对巳蛇，相冲。

天干地支与甲子纪年

之前的内容为了方便大家理解，并没有以一个十分严谨的学术语言去讲解五运六气。既然这部书看到了这里，相信大家对于五运六气已经有了相对清晰的认识，所以此时再去讲一些相对深层次的内容，大家应该也会好接受一些。当然，难度会更大，不过学完之后的收获也更大。

这篇先解释一下学术意义上的天干地支与甲子纪年。

天干、地支又称干支，为十天干和十二地支的简称。其中甲居十天干首位，子居十二地支首位。干支依次相配，如甲子、乙丑、丙寅之类，统称甲子。中国古代主要用干支甲子纪年、纪月、纪日、纪时和纪方位。

八卦、天干地支与节气

干支甲子，是中国古代计算年、月、日、时的次序以及推算五运六气变化的代表符号。运气学说的主要推算法则离不开天干地支。

《素问入式运气论奥》云："天气始于甲，地气始于子。干支者乃圣人究乎阴阳轻重之用也，著名以彰其德，立号以表其事，由是甲子相合，然后成其纪。远可以步岁而统六十年，近可以推于日而明十二时，岁运之早晏，万物之生死，将今验古，咸得而知之……"

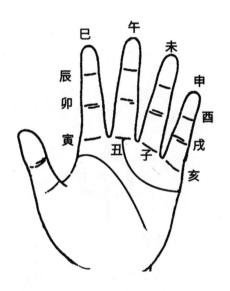

■ 1. 天干

天干是甲、乙、丙、丁、戊、已、庚、辛、壬、癸的统称，又称十干。

"干"有单个之意，如颜师古注《汉书·食货志》云："干，犹个也。"古人用十干来纪天日的次第，故称"天干"。

天干的次第先后，从阴阳属性上看，包含着万物由发生而少壮、繁盛、衰老、死亡、更始的生命周期规律。现将十天干的解释列之如下。

《史记·律书》载："甲者，言万物剖符甲而出也。"《汉书·律历志》载："出甲于甲"。剖符，也称剖竹，封建帝王分封功臣诸侯时的信物，在这里主要是万物受天地之气封赏，开始生发之意。

"甲"字的拆法，第一种拆法就是"田"字下面出头。

有什么根据这么拆字呢？在《康熙字典》里"甲"字就排在"田"部。"田"字下面出了一个尾巴，就叫"甲"。说明什么呢？

"天的生命之气下潜，但还没有来得及伸张，没有获得自由。"

没有自由就从下边出来了，所以在字上面就形成了"甲"。

《说文解字》里说："东方之孟，阳气萌动，从木戴孚甲之象。"

就是说种子破土冒出了地面，但还没有脱出硬壳儿，脑袋上顶着一个硬壳儿，这样的形象就叫作"甲"。

既像种子在扎根，又像种子在发芽。

我们可以想象一下发豆芽的那个过程，豆子下面长出了尾巴，上面还顶着个豆壳，这就是"甲"字的象形图像。

在其对应的十二地支的五行当中，甲作为甲木，对应的是十二地支的寅，因为十二地支的寅为木；在一年当中的月份上，对应的是一月，也就是立春、雨水这个节气的月份。一月刚刚进入春天，天气回暖，万物蠢蠢欲动，但是由于刚刚进入春天，天地之间的寒冷之气力量强大，所以回暖的阳气仍然要受到寒冷之气的包围和制约。为了挣脱寒冷之气的包围，阳气就需要往上顶，但是寒冷之气太过厉害，顶不上来就只能往地下生长，所以可以理解为是在扎根，积蓄力量以待破土而出。

"甲"字第二种拆法，就是一个"十"字，外边画一个圈儿，把它圈住，看起来像个"田"字，但是下边没有尾巴。

甲骨文、金文，都是这个字形，什么意思呢？

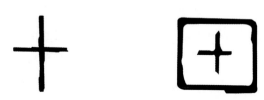

"甲者，皮开裂也，实象其裂纹也。"

也就是说这个"甲"，其实就是果实的外皮开裂，出现了一个"十"字形的纹，表示生命已然萌动就要破甲而出的意思。因此，"甲"字根本的意思就是生命的萌动与出生，引申为开始、出端、起点的意思。与一年当中的一月相对应，也正符合立春万物复苏的含义。

再比如说，桂林山水甲天下的"甲"，就是从开始、开端、第一衍生过来的。古代头号的世家望族叫"甲族"，最显贵的豪宅叫"甲第"，科举考试第一就是中了"甲科"……

由于"甲"是生命的初态，尚未脱开硬壳，所以"甲"又指古代战士穿的防护衣，比如说"甲胄""盔甲""铠甲""马甲""满城尽带黄金甲"。再由此引申出动物身上起保护作用的硬壳，比如说"龟甲""甲鱼""甲虫""穿山甲""动物的爪甲""人的指甲"，等等。

《礼记·月令》里说：孟春之月，天气下降，地气上腾，天地和同，草木萌动，但元气尚未脱甲。这个"孟春"前面已经讲过，就是春天第一个月的意思。

由于被夹在了硬壳的下面，所以得了一个"甲"的象，等待元气上升就成为"由"字。

因此"由"字，它有"由来""根源""自由"的意思，等到元气贯通，上下都出头了，又变成了一个"申"字，表示"元气伸张，大有作为"。

所以"甲、由、申"这三个字，同属"田"部，它是"一气通三字"。它们实际上是一个字，都表示"生命之气的贯通"，生命之气贯通下来，就变成了"乙"字。

《史记·律书》载："乙者，言万物生轧轧也。"《汉书·律历志》载："奋轧于乙。"轧：一种象声词，指万物生发时发出的一种声音。奋：鼓劲、举起的意思。

乙，在十天干中排第二位。

为什么它排第二位呢？因为"甲"字是下面出头，生命才刚开始萌发出来（所以"甲"排天干的第一位，表示生命开始萌生），向下扎根，这个下潜之后又上升的生命力就是"乙"。

乙气下潜，穿破甲壳，伸出头来就是"乙"。（所以"乙"排天干第二位）

《说文解字》解释说："乙，象春草木冤曲而出，阴气尚彊（强），其出乙乙也。"难出之象也。

为什么难出？因为刚柔始交，阴盛阳弱，生命处在挣扎之中（还未完全脱离母体），在《易经》中的卦象叫作"屯"，读作 zhūn。

2. 屯卦

屯卦的解释大致如下："屯，囤聚。"屯卦的主卦是震卦，客卦是坎卦。震卦的卦象是雷，"春雷一声惊万物"，震卦代表新生。坎卦的卦象是水，水总是往下流。

再来看，屯卦上坎下震，以阴阳爻来论，震卦为一阳，坎卦两阴之中育一阳。之所以上卦用两阴之中育一阳的坎卦，而不直接用两阳的兑卦，也是取阳气虽已生发，但还不能尽出，还在挣扎之意。配两阳的上兑下震的卦是"随卦"，"随卦"就有了随即、顺从、随时之意。因此和屯卦相比，随卦就缺乏了阳气挣扎之象，其阴阳的蕴含之意也就完全不同了。

"屯"，原指植物萌生于大地。

万物始生，虽然充满艰难险阻，然而顺时应运，也必欣欣向荣。

乙在十二地支中对应的是卯，卯的五行归属就是乙木，在月份上对应的就是二月。二月时候的阳气已经比一月之时更旺盛了，所以草木得以冒出头来，由于二月之时的阴气仍旧比较多，所以这个冒头的过程就会比较艰难。而且由于是刚刚破土而出，根茎纤弱，力量弱小不足以挺立生长，所以蜿蜒曲折，也是这个道理。引申过来其实就是象征柔软的木，因为这时候的木已经没有了土地的束缚，其生长的劲头会放缓，会将更多的精力放在充实自己的根茎叶上，因而会更加茂盛，所以为乙木。

《说文解字》上又说："乙承甲，象人颈。"

意思是说：甲，象人的脑袋；乙，象人的脖子。它们有着阳气向上接续的联系。

"乙"字，是竖写的"一"。

一，是静态的乙；乙，是动态的一。

所以说"一动成乙"，元气的运动变化就是"乙"这个字。这是个抽象的概念，不是物质层面的。元气之气，本不是这个"气"，应该是这个"炁"（读音同"气"），这个字代表的是"先天之气"，代表哲学意义上的"气"。

《汉书·律历志》载："明炳于丙。"《史记·律书》载："丙者，言阳道著名，故曰丙。"炳：彪炳显露的意思。

"丙"字甲骨文：

"丙"字是象形字,在甲骨文和金文里,"丙"的字形是有两只脚的青铜器,里边可以点灯。

所以这个"丙"字,又有炳然通明的意思,和带火字边的"炳"字是一个意思。

但是在后来的字典里,"丙"字都按照会意字来解。

比如在《康熙字典》里,把"丙"归在"一"部,它"从一入冂",也就是把"丙"字拆成"一"字,下边"入"字和"冂"字。冂读作jiōng,字义:远界也。邑外谓之郊,郊外谓之野,野外谓之林,林外谓之冂,象远界也。

入和冂又组成了"内"字。注意:"内"字的解释本来就是"内,入也。从口,自外而入也"。

"一"是什么意思呢?"一"是道体,称为"元",道生一。

"一"可以横着写,也可以竖着写。

"一画分阴阳"是横写的"一",它可以分割出不同维度的空间。古代有传说,伏羲"一画开天",就是说"一"画分天地,就像把空间分割出了不同的维度。(盘古一斧开天劈地,斧子的轨迹也是个"一"。)

纵向垂天地,是竖写的"一",它是生命之气的流动。我们讲的"元气""乙"都是纵向的"一",是生命之气的流动。

下面的"内",又读作"纳",是真一之气流入体内,赋予生命以动力,成为生命之火。

所以,"丙"在五行里又称为"丙火"。

《说文解字》里说：丙，位南方，万物成，炳然，有文明之象（人类文明的象征之一就是会使用火）。

"丙"在十天干中排第三位，居南方，属火，所以在汉语里，"付之丙丁"就是把东西烧掉的意思。丁，也是居南方，属火。丙属阳火，丁属阴火，两者一阳一阴。

丙在天干虽然排第三，但是若对应十二地支的话，其对应的是巳，也就是四月。巳在五行属丙火，丙火在阴阳属性中属阳火。丙火所在的四月，正好是立夏、小满节气的时候，此时万物经过了一个春季的生长，已然茂盛繁荣。因其生长的劲头由于得天地之间阳气的加持而愈加旺盛，所以为丙火（阳火），以示力量充盛。

此外，"丙"的读音通"病"，阳气不足就是病的开始。

我们看"病"这个字，从疒从丙。"疒"读作 nè，表示倚靠（象形），人有疾病，像靠着、挨着的样子。《说文解字》里说"丙"的象是火，所以这个"病"字就像是人生了病依靠着火取暖。在中医整个的理论、诊疗体系里，无论是哪家的学说或流派，都无法忽略代表火的阳气在人体生命状态中的重要性。

《汉书·律历志》载："大盛于丁。"《史记·律书》载："丁者，言万物之丁壮也，故曰丁。""丁"是个象形字。甲骨文的"丁"字是个圆点或方点。（如下图）

"丁"字甲骨文：

圆点和方点是什么意思呢？就是俯视的钉子帽形状，所以这个"丁"字实际上就是古代钉子的一个象形。再比如像金文、小篆，它们都是钉子的一个侧视图象形，有点像"个"字。（如下图）

"丁"字篆体写法：

"丁"的象形字就是这样的，只不过在商朝用甲骨文的时候，还没有铁。铁是战国时代才发明出来的，所以在那个时候用青铜做的钉子往往比较大，因此在那个时代，除了青铜的钉子以外，古人还多用木钉、竹钉。所以这个"丁"字就取坚硬、精壮、强劲之意。

《说文解字》里解释"丁"："夏时万物皆丁实。"

丙丁月，就是农历的四、五月份，此时万物正是最壮实的季节，所以丁字的意思是：夏天庄稼长高了，长得很壮实。后来引申到人的身体上，就有了身体强壮之人称"丁壮"，成年的男子称为"男丁""壮丁"。

丁在十天干里排第四位，位居南方，属火。南方丙丁火，这两个火有什么区别呢？丙也是火，但丙是人体的真一之气，是生命之火，称为"阳火"。丁，像钉子一样楔进来，它是外阳入内，是邪火，所以它称为"阴火"。所以，疒字头加个"丁"就是疔疮的疔，是体内毒火至盛的表现。

还有一层意思，在十二地支里丁是一年当中的五月，也就是午的上面。五月已经是芒种、夏至的时候了，夏至阳气到达顶点开始下降，这个时候的火其实到了一种无以为继的状态，虽然还是火，但已经有了下落的趋势。所以这个时候的火，比起四月份冲劲十足的火，就显得力不从心，因而相比之下就成了阴火。

再根据"丁"字的甲骨文字形来看，就是个小的四方块（俯视的钉子帽），所以就把切成小块的东西叫作"丁"，比如肉丁、鸡丁、土豆丁、一丁点、打补丁，等等，都是小的意思。

所以丁火，就可以理解成一种小的火；但它又有坚强、精壮的意思，寓意虽小而不绝。

《汉书·律历志》载："丰楙于戊。""戊"字是个象形字，甲骨文的字形是个长棒大斧子。

"戊"字甲骨文：

这个和"刀枪剑戟，斧钺钩叉"的"钺"（yuè）字形相似。甲骨文的"钺"字是没有金字旁的，只有"戉"。"戉"和"戊"非常相似，它们的意思都是指斧子，只是"戉"表示的斧子不是一般的斧子，叫作"威斧"，是古时皇帝的仪仗队用的，所以古代有种说法叫作"白旄黄钺"，比喻有关征战的事。

《尚书·牧誓》："王左杖黄钺，右秉白旄以麾。"

后世"戊"作为斧子的本义消失了，它就被假借为天干的第五位，在五行里属土。"中央戊己土"，在九宫当中代表中位，它是"布气四方，生养万物"的一个符号。另外，它还有一个读音，读作茂盛的"茂"音，意思也是茂盛。后来为了把"茂"和"戊"加以区别，就把它的上边加了一个草字头，用来表示草木茂盛。"戊"之所以五行属土，能够茂盛万物，与它读作"茂"音有很大的关系。

戊在十二地支的月份上对应辰和戌，也就是三月和九月。事实上，戊作为土的应用其实和中国文化赋予它的含义有莫大的关系，我们可以分开看一下戊土在三月和九月分别代表了什么。三月的时候，阳气经历了一月和二月的回升，阳气开始越来越充盛，草木也在这时得到了进一步的生长。草木在经历了一月的"甲"和二月的"乙"之后，已经摆脱土气的束缚，并且由于天地之间的阳气充盛，所以开始开花出蕊。这个花蕊在之前是没有的，也就是说，原本的草木就是草木的根茎叶本身，是没有花的。三月时开始开花，也就是说，这个花是土气所化而成，原本是不存在的，是由于借助了草木的生发之力，才转化而来，这其实就是一个化无形的天地之气为有形的万物的展现。在这里还有一层意思，就是植物大多是要通过花粉来完成授粉的。也就是说，在这个作为戊土的三月里，植物开启了授粉孕育的生命机能，授粉过后才可以结果，所以这个三月，就有了转化的意思，而转化是土才有的特性，所以戊土为三月。

戊土在十二地支中，在九月的戌上是什么意思呢？九月为戌，戌中戊土，那这个土又代表什么呢？我们看到三月的辰，代表的是转化，是将天地无形之气转化为有形之物的意思，所以好理解。而九月这个月份我们不用看也能知道，它已经到了深秋之时，深秋之时万物开始凋零，所以怎么看，都和土的"化生"没什么关系。但是我们换一个角度，万物是有生有灭、循环往复的。也就是说，三月的辰是将天地之气化无形于有形的开始，而九月的戌却是将天地之气化有形于无形的开始。什么意思呢？万物至深秋之时，万物凋零萧瑟，枯枝落叶尽皆落入泥土，也就是我们讲的将天地之气化有形于无形的开始。由于只是落叶伏地，还未受雨雪消融，所以还只是有形化无形的开始。戊土既是三月又是九月，因而就不能单以戊土主茂盛来理解，更多地还是要以土气主"化"的角度去看待。由于两个土都只是"化"的开始，所以为阳土。因为阳更多偏于气的范畴、趋势的范畴，而阴则更多偏向于质的范畴、成形的范畴。

我们都知道，清朝末年有"戊戌变法"，事实上"戊戌"代表的是一个年号。戊是天干，戌是地支，这种纪年法就是我们所说的天干地支纪年法，也就是我们说的甲子纪年。如果从这个角度来看，"戊戌"的年份肯定是好不了的，一个攻击一个消灭，个中深意，待我们后面讲到地支的戌再讲。

《汉书·律历志》载："理纪于己。"《孙子·谋攻》载："知彼知己，百战不殆。"这个"己"字，在甲骨文、金文、篆书里，都是象形字。

"己"字，像是拴在箭上用来射飞鸟的弯曲状的丝绳，应该是"弋"的本字。它的意思是：用拴着丝绳的箭射鸟，丝绳和箭都射出去，鸟被射下来，射出去的箭因为有绳拴着也跑不了，所以二者都能归我。所以"己"字就有自己、自我的意思。

《论语》曰："不患人之不己知，患不知人也。"

有现代学者认为，"己"字是从"乙"字变形过来的。

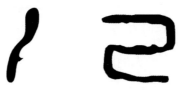

"乙气，潜乙而下。"我在十天干第二讲的"乙"字里讲过，"乙"代表了一种生命之气，也可以把"乙"理解成脖子，顺着脖子往下就是自己的身体，也就是自身。自身就是"己"，就是自己的意思。

所以无论从哪个角度来讲，"己"都有自己的意思，这是第一个意思。

另外，"己"字还被借用为天干的第六位。

《说文解字》："己，中宫也，象万物辟藏诎形也。己承戊，象人腹。"

这里的"诎"是弯曲的意思。

释意为：己，定位在中央，像万物因回避而收藏在土中弯弯曲曲的形状。己承戊，字形像人腹。

戊和己，在五行里属土，为中宫。引申的意思就是印记、痕迹等可以追记的东西，所以在左边加一个"讠"部首，变成了"记载、记忆"的"记"字。

《汉书·律历志》载："敛更于庚。"敛：收敛。《史记·律书》载："庚者，言阴气庚万物，故曰庚。"

"庚"本来是象形字，甲骨文字形是一个有着"长把、左右还有两个耳朵、可以摇动"的乐器。郭沫若认为，"庚"字是"钲"字的初始字，它是一种铜做的乐器，形状像钟，又像铃铛，口向上。

庚，在天干中代表西方。西方是代表秋天的方位，像秋天万物坚硬有果实的样子。在天干中，"庚"位于"己"之后，字形像人的肚脐。《说文解字》："位西方，象秋时万物庚庚有实也。庚承己，象人脐。"

"庚"序承"己"，字形像人的肚脐。我们在上一节讲到，"己"代表身体。

这种说法，在后世有争议，因为在东汉许慎那个年代，他应该没有见过甲骨文，所以就有了一定的局限性。

现在的解释说：

"庚"的本义是一种金属乐器，在它被假借为天干第七位时，就不得不造出一个新的形声字"钲"来代表这个乐器。

古代用"天干"配"地支"表示"年号""时间"，因此，"庚"字也代表年龄（或许是因为"庚"字代表果实成熟，一个生长过程结束），比如问对方多大年纪了就问"贵庚"。

"庚"为金。《淮南子·天文训》载："庚申辛酉，金也。"在天文学中，金星又称"长庚星"。

在古代，说一个人有"庚才"，就是说这个人会赚钱。

汉字同音往往可以通假，所以"庚"也通"更"，有更新、更替的意思，还是跟果实成熟有关。

庚：更也，秋收而待来春。

《汉书·律历志》载："悉新于辛。"《史记·律书》载："辛者，言万物之辛生，故曰辛。"辛的本义为刑法、刑刀，这里主要指万物在此时受天地之气杀伐，旧去新来的意思。

辛，本也是象形字，在甲骨文中，它就是一把平头刀的象形，上半部分是刀头，下半部分是刀柄，主要用来铲东西或割东西。

用"辛"这样的平头刀干活，估计很费劲，所以才有"辛苦、辛劳、艰辛、辛勤"等词。

"辛"是金属的刀，在五行里就是金的属性，于是代表"西方、秋天、辣味"，也代表人的肺脏，等等。

《说文解字》解释辛："秋时万物成而孰；金刚，味辛，辛痛即泣出。"

什么意思呢？

就是说在四时中，辛代表秋天，入秋万物长成而熟落（收割也比较辛劳吧）。辛在五行中代表金，金的特性就有裁剪收割的意思。辛也代表辛味，辛辣痛苦就会流泪（吃辣被辣出眼泪来）。

此外，"辛"也是一个会意字。

会意字，就是我们可以按照部首、笔画将字进行拆解。

"辛"的一种拆法就是：上边"立"，下边"十"。

它表示一个生命体，要经历第一年的冬至到第二年的秋分"十"个月的千辛万苦，才能完成一个生命周期（立）。十月怀胎也是比较辛苦的。

"辛"又通"新"，《史记·律书》载："言万物之辛生也。"

十月怀胎的辛苦，换来的就是新生。

"辛"字用作十天干的第八位，还是"假借"，表示万物肃然更改，秀实新成。（前文"庚"即表示"更"）

理解了"辛"的本意，我们就可以更加容易理解这些组合字。

比如我们看"莘"：莘莘学子，孩子们就像一棵棵小草经历千辛万苦，希望能出人头地。

再看"宰",宰相日理万机,是整个屋子里最辛苦的人。

......

总之,"辛"本意是指金属做的平头刀,所以它有艰苦、艰辛的意思,它又通"新"。

《汉书·律历志》载:"怀任于壬。"《史记·律书》载:"壬之为言任也,言阳气任养万物于下也。""壬"在这里主要表述的是封藏的意思。

我们先看"壬"字的甲骨文字形:

"壬"的甲骨文字形象"工"字,上下各一横,中间一竖,在古代它代表缠线用的工具,不知大家是否还能想起七八十年代以前,老妈妈纺线时绕线用的那个工具。

到了后来的金文,就在"工"字中间加了个点,就像在中间缠绕了一捆线一样。这个时候,就特别像女性怀了身孕的样子。所以,后来在"壬"字边加了"女"字旁,就表示女性怀了身孕。

《汉书·律志历》中有:"怀任于壬。"

那任务的"任"又怎么理解呢?

《史记·律书》曰:"壬之为言任也,言阳气任养万物于下也。"

意思是说,每一个物种的出生,都是怀有任务而来的,而其中又以人为最,所以加了个立人旁来表示任务、责任。

"壬"字之所以被假借为天干的第九位,是因为它五行属水,时在孟冬之月（已经正式进入冬季），那个时候万物闭藏，不相见也，就像一个还在母亲肚子里的孩子一样。

《汉书·律历志》载："陈揆于癸。"《史记·律书》载："癸之为言揆也，言万物可揆度，故曰癸。"揆是测量管理的意思，这里主要指封藏之气聚集于此，以待重新分配使用。

癸，是十天干的最后一位。

它的甲骨文字形像个花瓣，小篆体则更像伸出三个尖儿的长矛。

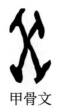

甲骨文　　　　　　　　　　　　　　篆体

从甲骨文、金文到小篆字体一路演变的字形来看，"癸"字的本义应该是兵器，但是因为后来它被假借为天干的最后一位，为了避免混淆，另造了一个会意字：戣。这个字念 kuí，指古代戟一类的兵器，而"癸"作为兵器的本义就此消失。

为什么会把"癸"假借为天干之一呢？

因为它形似花瓣，更准确一点说，就像冬天的雪花，六个瓣，与"天一生水，地六成之"的说法暗合。因为天一生水的水，就在子上，也就是坎卦上，而子为六阴尽而一阳生。所以，《说文解字》里许慎解释说："癸，冬时，水土平，可揆度也。象水从四方流入地中之形。癸承壬，象人足。"

意思是说：癸，代表冬令，这时候水土平整，可以度量。"癸"的篆文字形，像水从四面流入耕地中央的样子。在天干顺序中，"癸"跟在"壬"后面，像人的脚。

于是就有了指代关系：癸，代表冬季、北方，五行属水，称为"癸水"。

癸水，在天，指冬天的雪花；在地，指桂林的漓江。

古人把漓江称为"癸水",有这样一句谚语:"癸水绕东城,永不见刀兵。"癸水,在人,就是肾所藏的精气;在女子,就是专指月经。因为它是"天一之气,下而为水",所以又叫作"天癸"。

《黄帝内经》记载:女子二七,天癸至,月事以时下,故有子。癸,有冬藏之意,也就有了孕育之意,这就又衔接了接下来要讲的"地支",而地支的第一位就是"子"。

我们常说,很多汉字同音往往同义,所以"癸"又通"归"。宇宙万物,它是一气变化而成的(指元气、混沌之气),所以"天一生水,水变归易(易者,上日下月),万法归宗",由癸又回归到甲(前面讲过,甲是指新生命破壳而出之形),又开始一个新的生命循环周期。所以,甲子年,是干支纪年法的第一年,也寓意新生之年,故而称"六十一甲子"。

至此,"十天干"已经全部讲完,接下来,我们将这"十天干"综合起来,进行全面的总结分析,将更有利于大家理解与记忆。

十天干汇总

我们现在来进行"十天干"的梳理，包括原始文字笔画的梳理和其哲学内涵的梳理，尽量让大家做到融会贯通。

这一节主要分两部分：

第一，总结"一""丨""十"三个字的内涵关系；

第二，解读总结"十天干"中所蕴含的天道轮回。

通过这两项内容的总结，我们就更能体会到祖先造字时的大智慧，对于人生的悟道或许会有一定的帮助。

第一部分：总结"一""丨""十"三个字的内涵关系。

首先讲"一"，为什么要先讲"一"呢？因为我想带大家更好地理解"十"，理解了"十"的内涵，便能体会到"天干"用"十"这个数字的奥妙了。

《说文解字》曰："一，惟初太始，道立于一，造分天地，化成万物。"

这个"一"是个很玄妙的数字，代表了一切事物的新生。就像这个世界由混沌的初始状态，到清气上升、浊气下降而分出天地的过程。

这是"从0到1"的过程，这个过程，对于人类来说，至今仍是个谜。有个词，请大家记住，叫"第一因"，这也是关于宇宙诞生的秘密所在。有了"1"，再生出"2"就相对容易多了。

我们今天讲的"一"，就是将这个混沌世界划分为"天"和"地"的分界线，大家可以理解为地平线。我们站在空旷之地，极目远眺，地平线之上便是天、之下便是地。这个"一"，可以说它是无形无质，但却又的的确确存在着，这便是《道德经》所讲的"道"。如果不懂道学里"一"的哲学内涵，便很难去理解更多的中国文化。道学是中国文化的根源所在。

简而言之：一就是道，道即是一。

大家只要记住这一点，便可作为"方便法门"。至于"第一因"的问题，我们不去深究，我们只要先从"一"开始学起就行。

在汉字的组成中，越是简单的笔画，我们越要先弄懂它的内涵，否则想学《说文解字》，想弄懂每一个汉字的意思就是非常困难且非常繁累的。比如我们要讲的下一个字"丨"，也就是我们常说的"竖"。

"丨"这个字的读音同"滚"，上下贯通之意，可以把它看作"由下向上"引伸，也可以将它看作"由上向下"引伸，这也是具有哲学意义的。

我举个例子，比如和草字头有关的"屮"（读作 chè）。"屮"表示草木初生的样子，两个"屮"就组成了我们现在用的草字头，懂篆书的朋友一定明白。两个"屮"就是"艸"，就是我们现在的"草"字，三个"屮"是"卉"字，四个"屮"是"茻"字，也就是"莽"字，这是非常有意思的。

"屮"像一棵小草，刚刚从土里冒出了芽，这就是"屮"字中间的"丨"所表达的内涵。

屮 艸 卉 茻

理解了这些，我们再来讲"十"。

"十"，由"一"和"丨"组成，我们可以理解成三维世界中的横向和纵向的组合，也可以理解成是"一"所代表的"东西"和"丨"所代表的"南北"的组合。横向和纵向的两个二维叠加，便形成了三维空间。东西和南北相叠加，使四方具备，空间完善，其交错的地方，便是"中"。这就是我们东方"道"的思维。

《说文解字》曰："十，数之具也。"

说数字到了"十"便"具全"了，于是我们便有了"十全十美"这个寓意美好的词。而我们的手指、脚趾都是十之数，我们的头是"一"，手脚为"二"，有"五脏六腑"，等等。

"元"字，上面一横代表的是头，下面的"兀"代表的是"人"，所以就有了元首、状元、纪元等表示"初始、第一"的词语。

这些，便是汉字的秘密所在，正所谓"得一者，得道也"，不能理解这些最基本的"道理"，就想要去探秘纷繁复杂的世间万物，又怎么可能穷尽得了呢？《庄子》曰："吾生也有涯，而知也无涯。以有涯随无涯，殆已！"

说了这么多，相信大家对于"十"这个数一定有了更深层的理解，"十全十美"是它的内核所在。由此，我们便也明白了为何"天干"会是十之数。天道刚健，十全十美，这就是我们这个宇宙的完美规则。

所以，我们可以将"十天干"代入到很多的事物当中，比如阴阳、五行、地理方位、五脏六腑、人体结构、事物的生灭过程等等，很多内容在前文都已经讲过，这里不再一一详述。

第二部分：通过草木生长过程来解读"十天干"中蕴含的天道轮回。

甲，像春天草木种子刚刚破壳萌芽，冒出了一点点的芽尖准备向下扎根的样子。"甲"字中间的"丨"，便是我们上面讲的"由上而下"的样子。

乙，像草木的根已经长出了些许，但是还在地下，不见光明，盘曲之形。

丙，炳也，如赫赫太阳，炎炎火光。此处指草木之芽已经长出地面见到光明。

丁，壮也，夏天草木苗壮成长。

戊，茂也，象征大地草木茂盛，充满了勃勃生机。

己，起也，纪也，万物仰屈而起，有形可纪。此处我们可以看作是草木经过丁壮、茂盛，现已成形，也可以说是到了鼎盛时期。

庚，更也，秋收而待来春。此时瓜熟蒂落、繁花尽落，是收获的季节，同时也意味着生命至此为一个循环的终点。

辛，辛者新也，万物肃然更改，秀实新成。这是什么意思呢？新的种子已经出现了，寓意新生命即将出现。

壬，妊也，阳气潜伏地中，万物怀妊。种子落地，阴阳相交，新生命已经孕育。

癸，揆也，万物闭藏，怀妊地下，揆然萌芽。这时，便是冬季生命潜伏、孕育的过程，等待来年春天破甲而出。（又回归到甲）

至此，生命便有了一个完美的循环，生生不息、延绵不绝。

地支

子、丑、寅、卯、辰、巳、午、未、申、酉、戌、亥，是为十二地支，统称十二支。

古人将十二支分别以纪月，一岁十二个月，每月各建一支，即正月建寅，二月建卯，三月建辰，四月建巳，五月建午，六月建未，七月建申，八月建酉，九月建戌，十月建亥，十一月建子，十二月建丑。

从阴阳属性上看，日为阳，月为阴，阳为天，阴为地，十二支以纪月成岁，故称十二地支。

十二支的次第先后，与十干具有同一意义，主要说明事物的发展由微而盛、由盛而衰、反复变化的进展过程。现将对十二地支的解释列之如下：

《汉书·律历志》载："引达于寅。"《史记·律书》载："寅言万物始生螾然也，故曰寅。"由此可知，寅指正月孟春，三阳开泰，生机已螾然活泼。

（寅）

《汉书·律历志》载："冒茆于卯。"《史记·律书》载："卯之为言茂也，言万物茂也。"由此可知，卯指二月仲春，阳气方盛，生物的成长渐茂。

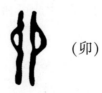

（卯）

《汉书·律历志》载："振美于辰。"《史记·律书》载："辰者，言万物之蜄也。"由此可知，辰指三月季春，春阳振动，生物生长越发茂美。

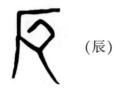

（辰）

《汉书·律历志》载："已盛于巳。"《史记·律书》载："巳者，言阳气之已尽也。"由此可知，巳指四月阳气益为盛壮。

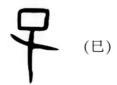

（巳）

《汉书·律历志》载："咢布于午。"《史记·律书》载："午者，阴阳交，故曰午。"由此可知，午指五月阳盛阴生，生物的生长萼繁叶布。

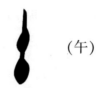

（午）

《汉书·律历志》载："昧薆于未。"《史记·律书》载："未者，言万物皆成，有滋味也。"由此可知，未指六月生物生长，开始结果实，物成有味。

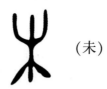

（未）

《汉书·律历志》载："申坚于申。"《史记·律书》载："申者，言阴用事，申贼万物，故曰申。"由此可知，申指七月凉秋初至，生物的生长停止，果实成熟。

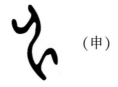

（申）

《汉书·律历志》载："留孰于酉。"《史记·律书》载："酉者，万物之老也，故曰酉。"由此可知，酉指八月阴气益盛，阳气益衰，生物衰老。

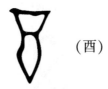

（酉）

《史记·律书》载："戌者，言万物尽灭，故曰戌。"《汉书·律历志》载："毕入于戌。"毕，完全的意思，指的是成形万物皆入于此。而前文在讲天干"戊"的时候，所说的一个"攻击"一个"消灭"中的消灭，就体现在戌的"万物尽灭"上，"戊"与"戌"、"攻击"与"消灭"，两者同时出现，自然就不会是什么好事了。戌犹言九月季秋，生物尽收。

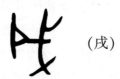

（戌）

《史记·律书》载："亥者，该也，言阳气藏于下，故该也。"《汉书·律历志》载："该阂于亥。"阂，从门外关门的意思，这里是指十月阳气封藏于内的意思。

（亥）

《史记·律书》载："子者，滋也，滋者，言万物滋于下也。"《汉书·律历志》载："孳萌于子。"由此可见，子指十一月冬至一阳复苏，生命潜藏于地，已渐有滋生之机。

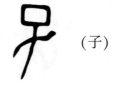

（子）

《史记·律书》载："丑者，纽也，言阳气在上未降，万物厄纽未敢出也。"厄，受困，这里是阳气被约束在此处的意思。《汉书·律历志》载："纽牙于丑。"纽牙：纽，器物上可以抓住并提起来的部件；牙，咬住，阳气上动的意思。由此可知，丑指十二月阴气尽、阳气生，新的生命即将出土。

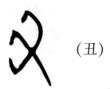

（丑）

十二地支的顺序，以子居首位，而分建于各月，却从寅始，这是因为建子之月，阳气虽始于黄钟（黄钟：我国古代音韵十二律中六种阳律的第一律。为什么子是黄钟呢？因为子在六阴六阳中代表六阴尽、一阳生的意思，与十二律中的六阳律的第一律黄钟含义相同，所以就以黄钟来引喻），然犹潜伏地下，未见发生之功，及其历丑转寅，三阳始备（子为阳气一、丑为阳气二、寅为阳气三），于是和风至而万物生，萌芽动而蛰藏振，遍满寰区（寰区：广大区域的意思），无非生意（生意：生发生长的意思），故阳虽始于子，而春必起于寅。是以寅卯辰为春，巳午未为夏，申酉戌为秋，亥子丑为冬，而各分其孟仲季焉。（参引《类经图翼·运气》）

我们来看孟、仲、季三个字对应的月份：

孟，为正月、四月、七月、十月；

仲，为二月、五月、八月、十一月；

季，为三月、六月、九月、十二月。

干支的阴阳属性

天干、地支各有阴阳属性。

从干与支来看，则天干为阳，地支为阴。

从干支本身来说，则天干和地支都可再分阴阳。

一般说来，天干中的甲、丙、戊、庚、壬为阳干，乙、丁、己、辛、癸为阴干。

地支中的子、寅、辰、午、申、戌为阳支，丑、卯、巳、未、酉、亥为阴支。

其划分方法是按干支的排列顺序，单数为阳，双数为阴。

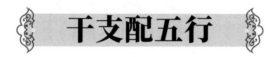

干支配五行

天干分成甲乙、丙丁、戊己、庚辛、壬癸五对，然后分别配五行以测定每年的岁运。

地支也可以分别配五行，用以纪月。

天干、地支各有两种五行配属方法：

①干支配属五行和方位

天干相配的结果是：甲乙属木，应东方；丙丁属火，应南方；戊己属土，应中央；庚辛属金，应西方；壬癸属水，应北方。

地支相配的结果是：寅卯属木，巳午属火，辰未戌丑属土，申酉属金，亥子属水。

②干支化运与化气配属

天干化五运的结果是：甲己化土，乙庚化金，丙辛化水，丁壬化木，戊癸化火。

十二支化气的结果是：丑未主土，卯酉主金，辰戌主水，巳亥主木，子午寅申主火。

地支配三阴三阳六气

所谓三阴是一阴（厥阴）、二阴（少阴）、三阴（太阴），所谓三阳是一阳（少阳）、二阳（阳明）、三阳（太阳），所谓六气就是风、寒、暑(热)、湿、燥、火。六气之中火与暑基本属于一类，所以便不列火与暑，而只把火分为君火和相火两种。

支配三阴三阳六气的规律是：子午配为少阴君火，寅申配为少阳相火，丑未配为太阴湿土，卯酉配为阳明燥金，巳亥配为厥阴风木，辰戌配为太阳寒水。

……

甲子

天干和地支配合可以用来纪年、纪月、纪日。

甲子，是十天干与十二地支相配合形成的甲子周期。

故曰："天气始于甲，地气始于子，子甲相合，命曰岁立。谨候其时，气可与期。"（《素问·六微旨大论》）

天干地支，五六相合，构成六十年一个气候变化的大周期。前三十年，包括七百二十节气（以一年二十四节气计算），是为一纪；后三十年，亦七百二十节气，凡一千四百四十节气，共计六十年（也称六十甲子）。

甲子中的天干主要是主五运的盛衰，甲子中的地支主要是司六气的变化，所以讲述五运六气，是离不开干支甲子的。

素问·天元纪大论

黄帝问曰：天有五行御五位，以生寒暑燥湿风；人有五脏化五气，以生喜怒思忧恐。《论》言五运相袭而皆治之，终期之日，周而复始，余已知之矣，愿闻其与三阴三阳之候奈何合之？

鬼臾区稽首再拜对曰：昭乎哉问也！夫五运阴阳者，天地之道也，万物之纲纪，变化之父母，生杀之本始，神明之府也，可不通乎！

故物生谓之化，物极谓之变，阴阳不测谓之神，神用无方谓之圣。

夫变化之为用也，在天为玄，在人为道，在地为化，化生五味，道生智，玄生神。

神在天为风，在地为木，在天为热，在地为火，在天为湿，在地为土；在天为燥，在地为金，在天为寒，在地为水，故在天为气，在地成形，形气相感而化生万物矣。

然天地者，万物之上下也；左右者，阴阳之道路也；水火者，阴阳之征兆也；金木者，生成之终始也。气有多少，形有盛衰，上下相召而损益彰矣。

帝曰：愿闻五运之主时也何如？

鬼臾区曰：五气运行，各终期日，非独主时也。

帝曰：请闻其所谓也。

鬼臾区曰：臣积考《太始天元册》文曰：太虚廖廓，肇基化元，万物资始，五运终天，布气真灵，总统坤元，九星悬朗，七曜周旋，曰阴曰阳，曰柔曰刚，幽显既位，寒暑弛张，生生化化，品物咸章。臣斯十世，此之谓也。

帝曰：善。何谓气有多少，形有盛衰？

鬼臾区曰：阴阳之气各有多少，故曰三阴三阳也。形有盛衰，谓五行之治，各有太过不及也。故其始也，有余而往，不足随之，不足而往，有余从之，知迎知随，气可与期。应天为天符，承岁为岁直，三合为治。

帝曰：上下相召奈何？

鬼臾区曰：寒暑燥湿风火，天之阴阳也，三阴三阳上奉之。木火土金水火，地之阴阳也，生长化收藏下应之。天以阳生阴长，地以阳杀阴藏。天有阴阳，地亦有阴阳。木火土金水火，地之阴阳也，生长化收藏。故阳中有阴，阴中有阳。所以欲知天地之阴阳者，应天之气，动而不息，故五岁而右迁，应地之气，静而守位，故六期而环会，动静相召，上下相临，阴阳相错，而变由生也。

帝曰：上下周纪，其有数乎？

鬼臾区曰：天以六为节，地以五为制。周天气者，六期为一备；终地纪者，五岁为一周。君火以名，相火以位，五六相合而七百二十气，为一纪，凡三十岁；千四百四十气，凡六十岁，而为一周，不及太过，斯皆见矣。

帝曰：夫子之言，上终天气，下毕地纪，可谓悉矣。余愿闻而藏之，上以治民，下以治身，使百姓昭著，上下和亲，德泽下流，子孙无忧，传之后世，无有终时，可得闻乎？

鬼臾区曰：至数之机，迫迮以微，其来可见，其往可追，敬之者昌，慢之者亡，无道行私，必得夭殃。谨奉天道，请言真要。

帝曰：善言始者，必会于终，善言近者，必知其远，是则至数极而道不惑，所谓明矣。愿夫子推而次之，令有条理，简而不匮，久而不绝，易用难忘，为之纲纪，至数之要，愿尽闻之。

鬼臾区曰：昭乎哉问！明乎哉道！如鼓之应桴，响之应声也。臣闻之：甲己之岁，土运统之；乙庚之岁，金运统之；丙辛之岁，水运统之；丁壬之岁，木运统之；戊癸之岁，火运统之。

帝曰：其于三阴三阳，合之奈何？

鬼臾区曰：子午之岁，上见少阴；丑未之岁，上见太阴；寅申之岁，上见少阳；卯酉之岁，上见阳明；辰戌之岁，上见太阳；巳亥之岁，上见厥阴。少阴所谓标也，厥阴所谓终也。

厥阴之上，风气主之；少阴之上，热气主之；太阴之上，湿气主之；少阳之上，相火主之；阳明之上，燥气主之；太阳之上，寒气主之。所谓本也，是谓六元。

帝曰：光乎哉道！明乎哉论！请著之玉版，藏之金匮，署曰《天元纪》。

素问·五运行大论

黄帝坐明堂，始正天纲，临观八极，考建五常，

请天师而问之曰：《论》言天地之动静，神明为之纪，阴阳之升降，寒暑彰其兆。

余闻五运之数于夫子，夫子之所言，正五气之各主岁尔，首甲定运，余因论之。

鬼臾区曰：土主甲己，金主乙庚，水主丙辛，木主丁壬，火主戊癸。子午之上，少阴主之；丑未之上，太阴主之；寅申之上，少阳主之；卯酉之上，阳明主之；辰戌之上，太阳主之；巳亥之上，厥阴主之。不合阴阳，其故何也？

岐伯曰：是明道也，此天地之阴阳也。

夫数之可数者，人中之阴阳也，然所合，数之可得者也。夫阴阳者，数之可十，推之可百，数之可千，推之可万。天地阴阳者，不以数推，以象之谓也。

帝曰：愿闻其所始也。

岐伯曰：昭乎哉问也！臣览《太始天元册》文，丹天之气经于牛女戊分，黅天之气经于心尾己分，苍天之气经于危室柳鬼，素天之气经于亢氐昴毕，玄天之气经于张翼娄胃。所谓戊己分者，奎壁角轸，则天地之门户也。

夫候之所始，道之所生，不可不通也。

帝曰：善。《论》言天地者，万物之上下，左右者，阴阳之道路，未知其所谓也。

岐伯曰：所谓上下者，岁上下见阴阳之所在也。左右者，诸上见厥阴，

左少阴，右太阳；见少阴，左太阴，右厥阴；见太阴，左少阳，右少阴；见少阳，左阳明，右太阴；见阳明，左太阳，右少阳；见太阳，左厥阴，右阳明。所谓面北而命其位，言其见也。

帝曰：何谓下？

岐伯曰：厥阴在上则少阳在下，左阳明，右太阴；少阴在上则阳明在下，左太阳，右少阳；太阴在上则太阳在下，左厥阴，右阳明；少阳在上则厥阴在下，左少阴，右太阳；阳明在上则少阴在下，左太阴，右厥阴；太阳在上则太阴在下，左少阳，右少阴。所谓面南而命其位，言其见也。

上下相遘，寒暑相临，气相得则和，不相得则病。

帝曰：气相得而病者何也？

岐伯曰：以下临上，不当位也。

帝曰：动静何如？

岐伯曰：上者右行，下者左行，左右周天，余而复会也。

帝曰：余闻鬼臾区曰：应地者静。今夫子乃言下者左行，不知其所谓也，愿闻何以生之乎？

岐伯曰：天地动静，五行迁复，虽鬼臾区其上候而已，犹不能遍明。

夫变化之用，天垂象，地成形，七曜纬虚，五行丽地。地者，所以载生成之形类也。虚者，所以列应天之精气也。形精之动，犹根本之与枝叶也，仰观其象，虽远可知也。

帝曰：地之为下否乎？

岐伯曰：地为人之下，太虚之中者也。

帝曰：冯乎？

岐伯曰：大气举之也。

燥以干之，暑以蒸之，风以动之，湿以润之，寒以坚之，火以温之。

故风寒在下，燥热在上，湿气在中，火游行其间，寒暑六入，故令虚而生化也。

故燥胜则地干，暑胜则地热，风胜则地动，湿胜则地泥，寒胜则地裂，火胜则地固矣。

帝曰：天地之气，何以候之？

岐伯曰：天地之气，胜复之作，不形于诊也。《脉法》曰：天地之变，无以脉诊。此之谓也。

帝曰：间气何如？

岐伯曰：随气所在，期于左右。

帝曰：期之奈何？

岐伯曰：从其气则和，违其气则病，不当其位者病，迭移其位者病，失守其位者危，尺寸反者死，阴阳交者死。先立其年，以知其气，左右应见，然后乃可以言死生之逆顺。

帝曰：寒暑燥湿风火，在人合之奈何？其于万物何以生化？

岐伯曰：东方生风，风生木，木生酸，酸生肝，肝生筋，筋生心。

其在天为玄，在人为道，在地为化。化生五味，道生智，玄生神，化生气。

神在天为风，在地为木，在体为筋，在气为柔，在脏为肝。

其性为暄，其德为和，其用为动，其色为苍，其化为荣，其虫毛，其政为散，其令宣发，其变摧拉，其眚为陨，其味为酸，其志为怒。

怒伤肝，悲胜怒；风伤肝，燥胜风；酸伤筋，辛胜酸。

南方生热，热生火，火生苦，苦生心，心生血，血生脾。

其在天为热，在地为火，在体为脉，在气为息，在脏为心。

其性为暑,其德为显,其用为躁,其色为赤,其化为茂,其虫羽,其政为明,其令郁蒸,其变炎烁,其眚燔焫,其味为苦,其志为喜。

喜伤心,恐胜喜;热伤气,寒胜热;苦伤气,咸胜苦。

中央生湿,湿生土,土生甘,甘生脾,脾生肉,肉生肺。

其在天为湿,在地为土,在体为肉,在气为充,在脏为脾。

其性静兼,其德为濡,其用为化,其色为黄,其化为盈,其虫倮,其政为谧,其令云雨,其变动注,其眚淫溃,其味为甘,其志为思。

思伤脾,怒胜思;湿伤肉,风胜湿;甘伤脾,酸胜甘。

西方生燥,燥生金,金生辛,辛生肺,肺生皮毛,皮毛生肾。

其在天为燥,在地为金,在体为皮毛,在气为成,在脏为肺。

其性为凉,其德为清,其用为固,其色为白,其化为敛,其虫介,其政为劲,其令雾露,其变肃杀,其眚苍落,其味为辛,其志为忧。

忧伤肺,喜胜忧;热伤皮毛,寒胜热;辛伤皮毛,苦胜辛。

北方生寒,寒生水,水生咸,咸生肾,肾生骨髓,髓生肝。

其在天为寒,在地为水,在体为骨,在气为坚,在脏为肾。

其性为凛,其德为寒,其用为藏,其色为黑,其化为肃,其虫鳞,其政为静,其令霰雪,其变凝冽,其眚冰雹,其味为咸,其志为恐。

恐伤肾,思胜恐;寒伤血,燥胜寒;咸伤血,甘胜咸。

五气更立,各有所先,非其位则邪,当其位则正。

帝曰:病生之变何如?

岐伯曰:气相得则微,不相得则甚。

帝曰:主岁何如?

　　岐伯曰：气有余，则制己所胜而侮所不胜；其不及，则己所不胜侮而乘之，己所胜轻而侮之。侮反受邪，侮而受邪，寡于畏也。

　　帝曰：善。

素问·六微旨大论

黄帝问曰：呜呼远哉天之道也！如迎浮云，若视深渊，视深渊尚可测，迎浮云莫知其极。夫子数言谨奉天道，余闻而藏之，心私异之，不知其所谓也。愿夫子溢志尽言其事，令终不灭，久而不绝。天之道可得闻乎？

岐伯稽首再拜对曰：明乎哉问天之道也！此因天之序，盛衰之时也。

帝曰：愿闻天道六六之节盛衰何也？

岐伯曰：上下有位，左右有纪。故少阳之右，阳明治之；阳明之右，太阳治之；太阳之右，厥阴治之；厥阴之右，少阴治之；少阴之右，太阴治之；太阴之右，少阳治之。此所谓气之标，盖南面而待也。故曰：因天之序，盛衰之时，移光定位，正立而待之。此之谓也。

少阳之上，火气治之，中见厥阴；

阳明之上，燥气治之，中见太阴；

太阳之上，寒气治之，中见少阴；

厥阴之上，风气治之，中见少阳；

少阴之上，热气治之，中见太阳；

太阴之上，湿气治之，中见阳明。

所谓本也，本之下中之见也，见之下气之标也。

本标不同，气应异象。

帝曰：其有至而至，有至而不至，有至而太过，何也？

岐伯曰：至而至者和；至而不至，来气不及也；未至而至，来气有余也。

帝曰：至而不至，未至而至如何？

岐伯曰：应则顺，否则逆，逆则变生，变生则病。

帝曰：善。请言其应。

岐伯曰：物，生其应也；气，脉其应也。

帝曰：善。愿闻地理之应六节气位何如？

岐伯曰：显明之右，君火之位也；君火之右，退行一步，相火治之；复行一步，土气治之；复行一步，金气治之；复行一步，水气治之；复行一步，木气治之；复行一步，君火治之。

相火之下，水气承之；水位之下，土气承之；土位之下，风气承之；风位之下，金气承之；金位之下，火气承之；君火之下，阴精承之。

帝曰：何也？

岐伯曰：亢则害，承乃制，制则生化，外列盛衰，害则败乱，生化大病。

帝曰：盛衰何如？

岐伯曰：非其位则邪，当其位则正，邪则变甚，正则微。

帝曰：何谓当位？

岐伯曰：木运临卯，火运临午，土运临四季，金运临酉，水运临子，所谓岁会，气之平也。

帝曰：非位何如？

岐伯曰：岁不与会也。

帝曰：土运之岁，上见太阴；火运之岁，上见少阳、少阴；金运之岁，上见阳明；木运之岁，上见厥阴；水运之岁，上见太阳，奈何？

岐伯曰：天之与会也。故《天元册》曰天符。

帝曰：天符岁会何如？

岐伯曰：太一天符之会也。

帝曰：其贵贱何如？

岐伯曰：天符为执法，岁位为行令，太一天符为贵人。

帝曰：邪之中也奈何？

岐伯曰：中执法者，其病速而危；中行令者，其病徐而持；中贵人者，其病暴而死。

帝曰：位之易也何如？

岐伯曰：君位臣则顺，臣位君则逆，逆则其病近，其害速；顺则其病远，其害微。所谓二火也。

帝曰：善。愿闻其步何如？

岐伯曰：所谓步者，六十度而有奇，故二十四步积盈百刻而成日也。

帝曰：六气应五行之变何如？

岐伯曰：位有终始，气有初中，上下不同，求之亦异也。

帝曰：求之奈何？

岐伯曰：天气始于甲，地气始于子，子甲相合，命曰岁立，谨候其时，气可与期。

帝曰：愿闻其岁，六气始终，早晏何如？

岐伯曰：明乎哉问也！甲子之岁，初之气，天数始于水下一刻，终于八十七刻半；二之气，始于八十七刻六分，终于七十五刻；三之气，始于七十六刻，终于六十二刻半；四之气，始于六十二刻六分，终于五十刻；五之气，始于五十一刻，终于三十七刻半；六之气，始于三十七刻六分，终于二十五刻。所谓初六，天之数也。

乙丑岁，初之气，天数始于二十六刻，终于一十二刻半；二之气，始于一十二刻六分，终于水下百刻；三之气，始于一刻，终于八十七刻半；四之气，始于八十七刻六分，终于七十五刻；五之气，始于七十六刻，终于六十二刻半；六之气，始于六十二刻六分，终于五十刻。所谓六二，天之数也。

丙寅岁，初之气，天数始于五十一刻，终于三十七刻半；二之气，始于三十七刻六分，终于二十五刻；三之气，始于二十六刻，终于一十二刻半；四之气，始于一十二刻六分，终于水下百刻；五之气，始于一刻，终于八十七刻半；六之气，始于八十七刻六分，终于七十五刻。所谓六三，天之数也。

丁卯岁，初之气，天数始于七十六刻，终于六十二刻半；二之气，始于六十二刻六分，终于五十刻；三之气，始于五十一刻，终于三十七刻半；四之气，始于三十七刻六分，终于二十五刻；五之气，始于二十六刻，终于一十二刻半；六之气，始于一十二刻六分，终于水下百刻。所谓六四，天之数也。次戊辰岁，初之气，复始于一刻，常如是无已，周而复始。

帝曰：愿闻其岁候何如？

岐伯曰：悉乎哉问也！日行一周，天气始于一刻；日行再周，天气始于二十六刻；日行三周，天气始于五十一刻；日行四周，天气始于七十六刻；日行五周，天气复始于一刻。所谓一纪也。是故寅午戌岁气会同，卯未亥岁气会同，辰申子岁气会同，巳酉丑岁气会同，终而复始。

帝曰：愿闻其用也。

岐伯曰：言天者求之本，言地者求之位，言人者求之气交。

帝曰：何谓气交？

岐伯曰：上下之位，气交之中，人之居也。故曰：天枢之上，天气主之；天枢之下，地气主之；气交之分，人气从之，万物由之。此之谓也。

帝曰：何谓初中？

岐伯曰：初凡三十度而有奇，中气同法。

帝曰：初中何也？

岐伯曰：所以分天地也。

帝曰：愿卒闻之。

岐伯曰：初者地气也，中者天气也。

帝曰：其升降何如？

岐伯曰：气之升降，天地之更用也。

帝曰：愿闻其用何如？

岐伯曰：升已而降，降者谓天；降已而升，升者谓地。天气下降，气流于地；地气上升，气腾于天。故高下相召，升降相因，而变作矣。

帝曰：善。寒湿相遘，燥热相临，风火相值，其有间乎？

岐伯曰：气有胜复，胜复之作，有德有化，有用有变，变则邪气居之。

帝曰：何谓邪乎？

岐伯曰：夫物之生从于化，物之极由乎变，变化之相薄，成败之所由也。

故气有往复，用有迟速，四者之有，而化而变，风之来也。

帝曰：迟速往复，风所由生，而化而变，故因盛衰之变耳。成败倚伏游乎中何也？

岐伯曰：成败倚伏生乎动，动而不已则变作矣。

帝曰：有期乎？

岐伯曰：不生不化，静之期也。

帝曰：不生化乎？

岐伯曰：出入废则神机化灭，升降息则气立孤危。故非出入，则无以生长壮老已；非升降，则无以生长化收藏。是以升降出入，无器不有。故器者生化之宇，器散则分之，生化息矣。故无不出入，无不升降。

化有小大，期有近远。四者之有，而贵常守，反常则灾害至矣。故曰：无形无患。此之谓也。

帝曰：善。有不生不化乎？

岐伯曰：悉乎哉问也！与道合同，惟真人也。

帝曰：善。

素问·气交变大论

黄帝问曰：五运更治，上应天期，阴阳往复，寒暑迎随，真邪相薄，内外分离，六经波荡，五气倾移，太过不及，专胜兼并，愿言其始，而有常名，可得闻乎？

岐伯稽首再拜对曰：昭乎哉问也！是明道也。此上帝所贵，先师传之，臣虽不敏，往闻其旨。

帝曰：余闻得其人不教，是谓失道，传非其人，慢泄天宝。余诚菲德，未足以受至道，然而众子哀其不终，愿夫子保于无穷，流于无极，余司其事，则而行之奈何？

岐伯曰：请遂言之也。《上经》曰：夫道者，上知天文，下知地理，中知人事，可以长久。此之谓也。

帝曰：何谓也？

岐伯曰：本气位也。位天者，天文也。位地者，地理也。通于人气之变化者，人事也。故太过者先天，不及者后天，所谓治化而人应之也。

帝曰：五运之化，太过何如？

岐伯曰：岁木太过，风气流行，脾土受邪。民病飧泄食减，体重烦冤，肠鸣腹支满，上应岁星。甚则忽忽善怒，眩冒巅疾。化气不政，生气独治，云物飞动，草木不宁，甚而摇落，反胁痛而吐甚，冲阳绝者死不治，上应太白星。

岁火太过，炎暑流行，肺金受邪。民病疟，少气咳喘，血溢血泄注下，嗌燥耳聋，中热肩背热，上应荧惑星。甚则胸中痛，胁支满胁痛，膺背肩胛间痛，两臂内痛，身热肤痛而为浸淫。收气不行，长气独明，雨水霜寒，上应辰星。上临少阴少阳，火燔焫，水泉涸，物焦槁，病反谵妄狂越，咳喘息鸣，下甚血溢泄不已，太渊绝者死不治，上应荧惑星。

岁土太过，雨湿流行，肾水受邪。民病腹痛，清厥意不乐，体重烦冤，上应镇星。甚则肌肉萎，足痿不收，行善瘈，脚下痛，饮发中满食减，四肢不举。变生得位，藏气伏，化气独治之，泉涌河衍，涸泽生鱼，风雨大至，土崩溃，鳞见于陆，病腹满溏泄肠鸣，反下甚而太溪绝者死不治，上应岁星。

岁金太过，燥气流行，肝木受邪。民病两胁下少腹痛，目赤痛眦疡，耳无所闻。肃杀而甚，则体重烦冤，胸痛引背，两胁满且痛引少腹，上应太白星。甚则喘咳逆气，肩背痛，尻阴股膝髀腨胻足皆病，上应荧惑星。收气峻，生气下，草木敛，苍干雕陨，病反暴痛，胠胁不可反侧，咳逆甚而血溢，太冲绝者死不治，上应太白星。

岁水太过，寒气流行，邪害心火。民病身热烦心躁悸，阴厥上下中寒，谵妄心痛，寒气早至，上应辰星。甚则腹大胫肿，喘咳，寝汗出憎风，大雨至，埃雾朦郁，上应镇星。上临太阳，则雨冰雪霜不时降，湿气变物，病反腹满肠鸣，溏泄食不化，渴而妄冒，神门绝者死不治，上应荧惑、辰星。

帝曰：善。其不及何如？

岐伯曰：悉乎哉问也！岁木不及，燥乃大行，生气失应，草木晚荣，肃杀而甚，则刚木辟著，柔萎苍干，上应太白星。民病中清，胠胁痛，少腹痛，肠鸣溏泄，凉雨时至，上应太白、岁星，其谷苍。上临阳明，生气失政，草木再荣，化气乃急，上应太白、镇星，其主苍早。复则炎暑流火，湿性燥，柔脆草木焦槁，下体再生，华实齐化，病寒热疮疡痱疹痈痤，上应荧惑、太白，其谷白坚。白露早降，收杀气行，寒雨害物，虫食甘黄，脾土受邪，赤气后化，心气晚治，上胜肺金，白气乃屈，其谷不成，咳而鼽，上应荧惑、太白星。

岁火不及，寒乃大行，长政不用，物荣而下，凝惨而甚，则阳气不化，乃折荣美，上应辰星。民病胸中痛，胁支满，两胁痛，膺背肩胛间及两臂内痛，郁冒朦昧，心痛暴喑，胸腹大，胁下与腰背相引而痛，甚则屈不能伸，髋髀如别，上应荧惑、辰星，其谷丹。复则埃郁，大雨且至，黑气乃辱，病鹜溏腹满，食饮不下，寒中肠鸣，泄注腹痛，暴挛痿痹，足不任身，上应镇星、辰星，玄谷不成。

岁土不及，风乃大行，化气不令，草木茂荣，飘扬而甚，秀而不实，上应岁星。民病飧泄霍乱，体重腹痛，筋骨繇复，肌肉瞤酸，善怒，藏气举事，蛰虫早附，咸病寒中，上应岁星、镇星，其谷龄。复则收政严峻，名木苍雕，胸胁暴痛，下引少腹，善太息，虫食甘黄，气客于脾，黅谷乃减，民食少失味，苍谷乃损，上应太白、岁星。上临厥阴，流水不冰，蛰虫来见，藏气不用，白乃不复，上应岁星，民乃康。

岁金不及，炎火乃行，生气乃用，长气专胜，庶物以茂，燥烁以行，上应荧惑星，民病肩背瞀重，鼽嚏，血便注下，收气乃后，上应太白、荧惑星，其谷坚芒。复则寒雨暴至，乃零冰雹霜雪杀物，阴厥且格，阳反上行，头脑户痛，延及囟顶发热，上应辰星、荧惑，丹谷不成，民病口疮，甚则心痛。

岁水不及，湿乃大行，长气反用，其化乃速，暑雨数至，上应镇星，民病腹满身重，濡泄，寒疡流水，腰股痛发，腘腨股膝不便，烦冤，足痿清厥，脚下痛，甚则跗肿，藏气不政，肾气不衡，上应镇星、辰星，其谷秬。上临太阴，则大寒数举，蛰虫早藏，地积坚冰，阳光不治，民病寒疾于下，甚则腹满浮肿，上应镇星、荧惑，其主黅谷。复则大风暴发，草偃木零，生长不鲜，面色时变，筋骨并辟，肉瞤瘛，目视䀮䀮，物疏璺，肌肉胗发，气并膈中，痛于心腹，黄气乃损，其谷不登，上应岁星。

帝曰：善。愿闻其时也。

岐伯曰：悉乎哉问也！木不及，春有鸣条律畅之化，则秋有雾露清凉之政，春有惨凄残贼之胜，则夏有炎暑燔烁之复，其眚东，其脏肝，其病内舍胠胁，外在关节。

火不及，夏有炳明光显之化，则冬有严肃霜寒之政；夏有惨凄凝冽之胜，则不时有埃昏大雨之复，其眚南，其脏心，其病内舍膺胁，外在经络。

土不及，四维有埃云润泽之化，则春有鸣条鼓拆之政，四维发振拉飘腾之变，则秋有肃杀霖霆之复，其眚四维，其脏脾，其病内舍心腹，外在肌肉四肢。

金不及，夏有光显郁蒸之令，则冬有严凝整肃之应；夏有炎烁燔燎之变，则秋有冰雹霜雪之复，其眚西，其脏肺，其病内舍膺胁肩背，外在皮毛。

水不及，四维有湍润埃云之化，则不时有和风生发之应；四维发埃昏骤注之变，则不时有飘荡振拉之复。其眚北，其脏肾，其病内舍腰脊骨髓，外在溪谷踹膝。

夫五运之政，犹权衡也，高者抑之，下者举之，化者应之，变者复之。此生长化成收藏之理，气之常也，失常则天地四塞矣。故曰：天地之动静，神明为之纪；阴阳之往复，寒暑彰其兆。此之谓也。

帝曰：夫子之言五气之变，四时之应，可谓悉矣。夫气之动乱，触遇而作，发无常会，卒然灾合，何以期之？

岐伯曰：夫气之动变，固不常在，而德化政令灾变，不同其候也。

帝曰：何谓也？

岐伯曰：东方生风，风生木。其德敷和，其化生荣，其政舒启，其令风，其变振发，其灾散落。

南方生热，热生火。其德彰显，其化蕃茂，其政明曜，其令热，其变销烁，其灾燔炳。

中央生湿，湿生土。其德溽蒸，其化丰备，其政安静，其令湿，其变骤注，其灾霖溃。

西方生燥，燥生金。其德清洁，其化紧敛，其政劲切，其令燥，其变肃杀，其灾苍陨。

北方生寒，寒生水。其德凄沧，其化清谧，其政凝肃，其令寒，其变凛冽，其灾冰雪霜雹。是以察其动也，有德有化，有政有令，有变有灾，而物由之，而人应之也。

帝曰：夫子之言岁候，其不及太过而上应五星。今夫德化政令，灾眚变易，非常而有也，卒然而动，其亦为之变乎。

岐伯曰：承天而行之，故无妄动，无不应也。卒然而动者，气之交变也，其不应焉。故曰：应常不应卒。此之谓也。

帝曰：其应奈何？

岐伯曰：各从其气化也。

帝曰：其行之徐疾，逆顺何如？

岐伯曰：以道留久，逆守而小，是谓省下；以道而去，去而速来，曲而过之，是谓省遗过也；久留而环，或离或附，是谓议灾与其德也。应近则小，应远则大。芒而大倍常之一，其化甚；大常之二，其眚即发也；小常之一，其化减；小常之二，是谓临视，省下之过与其德也。德者福之，过者伐之。是以象之见也，高而远则小，下而近则大。故大则喜怒迩，小则祸福远。岁运太过，则运星北越，运气相得，则各行以道。故岁运太过，畏星失色而兼其母，不及则色兼其所不胜。肖者瞿瞿，莫知其妙，闵闵之当，孰者为良？妄行无征，示畏侯王。

帝曰：其灾应，何如？

岐伯曰：亦各从其化也。故时至有盛衰，凌犯有逆顺，留守有多少，形见有善恶，宿属有胜负，征应有吉凶矣。

帝曰：其善恶，何谓也？

岐伯曰：有喜有怒，有忧有丧，有泽有燥。此象之常也，必谨察之。

帝曰：六者高下，异乎？

岐伯曰：象见高下，其应一也，故人亦应之。

帝曰：善。其德化政令之动静损益，皆何如？

岐伯曰：夫德化政令灾变，不能相加也。胜复盛衰，不能相多也。往来小大，不能相过也。用之升降，不能相无也。各从其动而复之耳。

帝曰：其病生，何如？

岐伯曰：德化者气之祥，政令者气之章，变易者复之纪，灾眚者伤之始，气相胜者和，不相胜者病，重感于邪则甚也。

帝曰：善。所谓精光之论，大圣之业，宣明大道，通于无穷，究于无极也。余闻之，善言天者，必应于人；善言古者，必验于今；善言气者，必彰于物；善言应者，同天地之化；善言化言变者，通神明之理。非夫子孰能言至道欤？乃择良兆而藏之灵室，每旦读之，命曰《气交变》。非斋戒不敢发，慎传也。

素问·五常政大论

黄帝问曰：太虚寥廓，五运回薄，衰盛不同，损益相从，愿闻平气，何如而名？何如而纪也？

岐伯对曰：昭乎哉问也！木曰敷和，火曰升明，土曰备化，金曰审平，水曰静顺。

帝曰：其不及奈何？

岐伯曰：木曰委和，火曰伏明，土曰卑监，金曰从革，水曰涸流。

帝曰：太过何谓？

岐伯曰：木曰发生，火曰赫曦，土曰敦阜，金曰坚成，水曰流衍。

帝曰：三气之纪，愿闻其候。

岐伯曰：悉乎哉问也！敷和之纪，木德周行，阳舒阴布，五化宣平，其气端，其性随，其用曲直，其化生荣，其类草木，其政发散，其候温和，其令风，其脏肝，肝其畏清，其主目，其谷麻，其果李，其实核，其应春，其虫毛，其畜犬，其色苍，其养筋，其病里急支满，其味酸，其音角，其物中坚，其数八。

升明之纪，正阳而治，德施周普，五化均衡，其气高，其性速，其用燔灼，其化蕃茂，其类火，其政明曜，其候炎暑，其令热，其脏心，心其畏寒，其主舌，其谷麦，其果杏，其实络，其应夏，其虫羽，其畜马，其色赤，其养血，其病瞤瘛，其味苦，其音徵，其物脉，其数七。

备化之纪，气协天休，德流四政，五化齐修，其气平，其性顺，其用高下，其化丰满，其类土，其政安静，其候溽蒸，其令湿，其脏脾，脾其畏风，其主口，其谷稷，其果枣，其实肉，其应长夏，其虫倮，其畜牛，其色黄，其养肉，其病否，其味甘，其音宫，其物肤，其数五。

审平之纪，收而不争，杀而无犯，五化宣明，其气洁，其性刚，其用散落，其化坚敛，其类金，其政劲肃，其候清切，其令燥，其脏肺，肺其畏热，其主鼻，其谷稻，其果桃，其实壳，其应秋，其虫介，其畜鸡，其色白，其养皮毛，其病咳，其味辛，其音商，其物外坚，其数九。

静顺之纪，藏而勿害，治而善下，五化咸整，其气明，其性下，其用沃衍，其化凝坚，其类水，其政流演，其候凝肃，其令寒，其脏肾，肾其畏湿，其主二阴，其谷豆，其果栗，其实濡，其应冬，其虫鳞，其畜彘，其色黑，其养骨髓，其病厥，其味咸，其音羽，其物濡，其数六。

故生而勿杀，长而勿罚，化而勿制，收而勿害，藏而勿抑。是谓平气。

委和之纪，是谓胜生。生气不政，化气乃扬，长气自平，收令乃早。凉雨时降，风云并兴，草木晚荣，苍干凋落，物秀而实，肤肉内充，其气敛，其用聚，其动缅戾拘缓，其发惊骇，其脏肝，其果枣李，其实核壳，其谷稷稻，其味酸辛，其色白苍，其畜犬鸡，其虫毛介，其主雾露凄沧，其声角商，其病摇动注恐，从金化也。少角与判商同，上角与正角同，上商与正商同，其病肢废，痈肿疮疡，其甘虫，邪伤肝也，上宫与正宫同。萧飋肃杀，则炎赫沸腾，眚于三，所谓复也。其主飞蠹蛆雉，乃为雷霆。

伏明之纪，是谓胜长。长气不宣，脏气反布，收气自政，化令乃衡。寒清数举，暑令乃薄，承化物生，生而不长，成实而稚，遇化已老。阳气屈伏，蛰虫早藏，其气郁，其用暴，其动彰伏变易。其发痛，其脏心，其果栗桃，其实络濡，其谷豆稻，其味苦咸，其色玄丹，其畜马彘，其虫羽鳞，其主冰雪霜寒，其声徵羽，其病昏惑悲忘，从水化也，少徵与少羽同，上商与正商同，邪伤心也，凝惨凛冽，则暴雨霖霆，眚于九。其主骤注雷霆震惊，沉黔淫雨。

卑监之纪，是谓减化，化气不令，生政独彰，长气整，雨乃愆，收气平，风寒并兴，草木荣美，秀而不实，成而秕也，其气散，其用静定，其动疡涌分溃痈肿，其发濡滞，其脏脾，其果李栗，其实濡核，其谷豆麻，其味酸甘，其色苍黄，其畜牛犬，其虫倮毛，其主飘怒振发，其声宫角，其病留满否塞，从木化也，少宫与少角同，上宫与正宫同，上角与正角同，其病飧泄，邪伤脾也，振拉飘扬，则苍干散落，其眚四维。其主败折虎狼，清气乃用，生政乃辱。

从革之纪，是谓折收，收气乃后，生气乃扬，长化合德，火政乃宣，庶类以蕃，其气扬，其用躁切，其动铿禁瞀厥，其发咳喘，其脏肺，其果李杏，其实壳络，其谷麻麦，其味苦辛，其色白丹，其畜鸡羊，其虫介羽，其主明曜炎烁，其声商徵，其病嚏咳鼽衄，从火化也，少商与少徵同，上商与正商同，上角与正角同，邪伤肺也，炎光赫烈，则冰雪霜雹，眚于七。其主鳞伏彘鼠。岁气早至，乃生大寒。

涸流之纪，是谓反阳。藏令不举，化气乃昌，长气宣布，蛰虫不藏，土润水泉减，草木条茂，荣秀满盛，其气滞，其用渗泄，其动坚止，其发燥槁，其脏肾，其果枣杏；其实濡肉，其谷黍稷，其味甘咸，其色黅玄，其畜彘牛，其虫鳞倮，其主埃郁昏翳，其声羽宫，其病痿厥坚下，从土化也，少羽与少宫同，上宫与正宫同，其病癃闭，邪伤肾也。埃昏骤雨，则振拉摧拔，眚于一。其主毛显狐狢，变化不藏。

故乘危而行，不速而至，暴虐无德，灾反及之。微者复微，甚者复甚，气之常也。

发生之纪，是谓启敨，土疏泄，苍气达，阳和布化，阴气乃随，生气淳化，万物以荣，其化生，其气美，其政散，其令条舒。其动掉眩巅疾，其德鸣靡启坼，其变振拉摧拔，其谷麻稻，其畜鸡犬，其果李桃，其色青黄白，其味酸甘辛，其象春，其经足厥阴少阳，其脏肝脾，其虫毛介，其物中坚外坚，其病怒。太角与上商同。上徵则其气逆，其病吐利。不务其德，则收气复，秋气劲切，甚则肃杀，清气大至，草木凋零，邪乃伤肝。

赫曦之纪，是谓蕃茂。阴气内化，阳气外荣，炎暑施化，物得以昌，其化长，其气高，其政动，其令鸣显，其动炎灼妄扰，其德暄暑郁蒸，其变炎烈沸腾，其谷麦豆，其畜羊彘，其果杏栗，其色赤白玄，其味苦辛咸，其象夏，其经手少阴太阳，手厥阴少阳，其脏心肺，其虫羽鳞，其物脉濡。其病笑疟疮疡血流狂妄目赤。上羽与正徵同，其收齐，其病痓，上徵而收气后也。暴烈其政，藏气乃复，时见凝惨，甚则雨水霜雹切寒，邪伤心也。

敦阜之纪，是谓广化，厚德清静，顺长以盈，至阴内实，物化充成，烟埃朦郁，见于厚土，大雨时行，湿气乃用，燥政乃辟，其化圆，其气丰，其政静，其令周备。其动濡积并稽，其德柔润重淖，其变震惊飘骤崩溃。其谷稷麻，其畜牛犬，其果枣李，其色黅玄苍，其味甘咸酸，其象长夏，其经足太阴阳明，其脏脾肾，其虫倮毛，其物肌核。其病腹满，四肢不举，大风迅至，邪伤脾也。

坚成之纪，是谓收引，天气洁，地气明，阳气随阴治化，燥行其政，物以司成，收气繁布，化洽不终，其化成，其气削，其政肃，其令锐切，其动暴折疡疰，其德雾露萧飋，其变肃杀凋零，其谷稻黍，其畜鸡马，其果桃杏，其色白青丹，其味辛酸苦，其象秋，其经手太阴阳明，其脏肺肝，其虫介羽，其物壳络，其病喘喝，胸凭仰息。上徵与正商同。其生齐，其病咳，政暴变，则名木不荣，柔脆焦首，长气斯救，大火流，炎烁且至，蔓将槁，邪伤肺也。

流衍之纪，是谓封藏，寒司物化，天地严凝，藏政以布，长令不扬，其化凛，其气坚，其政谧，其令流注，其动漂泄沃涌，其德凝惨寒雾，其变冰雪霜雹，其谷豆稷，其畜彘牛，其果栗枣，其色黑丹黅，其味咸苦甘，其象冬，其经足少阴太阳，其脏肾心，其虫鳞倮，其物濡满，其病胀，上羽而长气不化也。政过则化气大举，而埃昏气交，大雨时降，邪伤肾也。

故曰：不恒其德，则所胜来复，政恒其理，则所胜同化。此之谓也。

帝曰：天不足西北，左寒而右凉，地不满东南，右热而左温。其故何也？

岐伯曰：阴阳之气，高下之理，太少之异也。东南方，阳也，阳者其精降于下，故右热而左温；西北方，阴也，阴者其精奉于上，故左寒而右凉。是以地有高下，气有温凉，高者气寒，下者气热，故适寒凉者胀，之温热者疮。下之则胀已，汗之则疮已。此腠理开闭之常，太少之异耳。

帝曰：其于寿夭何如？

岐伯曰：阴精所奉其人寿，阳精所降其人夭。

帝曰：善。其病也，治之奈何？

岐伯曰：西北之气散而寒之，东南之气收而温之，所谓同病异治也。故曰：气寒气凉，治以寒凉，行水渍之；气温气热，治以温热，强其内守，必同其气，可使平也。假者反之。

帝曰：善。一州之气，生化寿夭不同，其故何也？

岐伯曰：高下之理，地势使然也。崇高则阴气治之，洿下则阳气治之。阳胜者先天，阴胜者后天。此地理之常，生化之道也。

帝曰：其有寿夭乎？

岐伯曰：高者其气寿，下者其气夭。地之小大异也，小者小异，大者大异。故治病者，必明天道地理，阴阳更胜，气之先后，人之寿夭，生化之期，乃可以知人之形气矣。

帝曰：善。其岁有不病，而脏气不应不用者，何也？

岐伯曰：天气制之，气有所从也。

帝曰：愿卒闻之。

岐伯曰：少阳司天，火气下临，肺气上从，白起金用，草木眚，火见燔焫，革金且耗，大暑以行。咳嚏鼽衄鼻窒，曰疡，寒热胕肿。风行于地，尘沙飞扬。心痛胃脘痛，厥逆鬲不通，其主暴速。

阳明司天，燥气下临，肝气上从，苍起木用而立，土乃眚，凄沧数至，木伐草萎。胁痛目赤，掉振鼓慄，筋痿不能久立。暴热至，土乃暑，阳气郁发，小便变，寒热如疟，甚则心痛。火行于槁，流水不冰，蛰虫乃见。

太阳司天，寒气下临，心气上从，而火且明，丹起，金乃眚，寒清时举，胜则水冰，火气高明。心热烦，嗌干善渴，鼽嚏，喜悲数欠。热气妄行，寒乃复，霜不时降，善忘，甚则心痛。

土乃润，水丰衍，寒客至，沉阴化，湿气变物，水饮内稸，中满不食，皮㾀，肉苛，筋脉不利，甚则胕肿，身后痈。

厥阴司天，风气下临，脾气上从，而土且隆，黄起，水乃眚，土用革。体重，肌肉萎，食减口爽。风行太虚，云物摇动，目转耳鸣。火纵其暴，地乃暑，大热消烁，赤沃下。蛰虫数见，流水不冰，其发机速。

少阴司天，热气下临，肺气上从，白起金用，草木眚。喘呕寒热，嚏鼽衄鼻窒。大暑流行，甚则疮疡燔灼，金烁石流。地乃燥清，凄沧数至。胁痛，善太息。肃杀行，草木变。

太阴司天，湿气下临，肾气上从，黑起水变，火乃眚，埃冒云雨。胸中不利，阴痿，气大衰，而不起不用。当其时，反腰脽痛，动转不便也，厥逆。地乃藏阴，大寒且至，蛰虫早附，心下否痛。地裂冰坚。少腹痛，时害于食。乘金则止水增，味乃咸，行水减也。

帝曰：岁有胎孕不育，治之不全，何气使然？

岐伯曰：六气五类，有相胜制也。同者盛之，异者衰之。此天地之道，生化之常也。故厥阴司天，毛虫静，羽虫育，介虫不成；在泉，毛虫育，倮虫耗，羽虫不育。少阴司天，羽虫静，介虫育，毛虫不成；在泉，羽虫育，介虫耗不育。

太阴司天，倮虫静，鳞虫育，羽虫不成；在泉，裸虫育，鳞虫不成。

少阳司天，羽虫静，毛虫育，倮虫不成；在泉，羽虫育，介虫耗，毛虫不育。

阳明司天，介虫静，羽虫育，介虫不成；在泉，介虫育，毛虫耗，羽虫不成。

太阳司天，鳞虫静，倮虫育；在泉，鳞虫耗，倮虫不育。诸乘所不成之运，则甚也。故气主有所制，岁立有所生。地气制己胜，天气制胜己；天制色，地制形。五类衰盛，各随其气之所宜也，故有胎孕不育，治之不全，此气之常也，所谓中根也。根于外者亦五，故生化之别，有五气、五味、五色、五类、五宜也。

帝曰：何谓也？

岐伯曰：根于中者，命曰神机，神去则机息。根于外者，命曰气立，气止则化绝。故各有制，各有胜，各有生，各有成。故曰：不知年之所加，气之同异，不足以言生化。此之谓也。

帝曰：气始而生化，气散而有形，气布而蕃育，气终而象变，其致一也。然而五味所资，生化有薄厚，成熟有少多，终始不同，其故何也？

岐伯曰：地气制之也，非天不生，地不长也。

帝曰：愿闻其道。

岐伯曰：寒热燥湿，不同其化也。故少阳在泉，寒毒不生，其味辛，其治苦酸，其谷苍丹。阳明在泉，湿毒不生，其味酸，其气湿，其治辛苦甘，其谷丹素。太阳在泉，热毒不生，其味苦，其治淡咸，其谷黅秬。厥阴在泉，清毒不生，其味甘，其治酸苦，其谷苍赤。其气专，其味正。

少阴在泉，寒毒不生，其味辛，其治辛苦甘，其谷白丹。太阴在泉，燥毒不生，其味咸，其气热，其治甘咸，其谷黅秬。化淳则咸守，气专则辛化而俱治。

故曰：补上下者从之，治上下者逆之，以所在寒热盛衰而调之。故曰：上取下取，内取外取，以求其过。能毒者以厚药，不胜毒者以薄药。此之谓也。气反者，病在上，取之下；病在下，取之上；病在中，傍取之。治热以寒，温而行之；治寒以热，凉而行之；治温以清，冷而行之；治清以温，热而行之。故消之削之，吐之下之，补之泻之，久新同法。

帝曰：病在中而不实不坚，且聚且散，奈何？

岐伯曰：悉乎哉问也！无积者求其藏，虚则补之，药以祛之，食以随之，行水渍之，和其中外，可使毕已。

帝曰：有毒无毒，服有约乎？

岐伯曰：病有久新，方有大小，有毒无毒，固宜常制矣。大毒治病，十去其六；常毒治病，十去其七；小毒治病，十去其八；无毒治病，十去其九，谷肉果菜，食养尽之，无使过之，伤其正也。不尽，行复如法，必先岁气，无伐天和。无盛盛，无虚虚而遗人夭殃；无致邪，无失正，绝人长命。

帝曰：其久病者，有气从不康，病去而瘠，奈何？

岐伯曰：昭乎哉圣人之问也！化不可代，时不可违。夫经络以通，血气以从，复其不足，与众齐同，养之和之，静以待时，谨守其气，无使倾移，其形乃彰，生气以长，命曰圣王。故《大要》曰：无代化，无违时，必养必和，待其来复。此之谓也。

帝曰：善。

素问·六元正纪大论

黄帝问曰：六化六变，胜复淫治，甘苦辛咸，酸淡先后，余知之矣。夫五运之化，或从天气，或逆天气；或从天气，而逆地气；或从地气，而逆天气；或相得，或不相得，余未能明其事。欲通天之纪，从地之理，和其运，调其化，使上下合德，无相夺伦，天地升降，不失其宜，五运宣行，勿乖其政，调之正味，从逆奈何？

岐伯稽首再拜，对曰：昭乎哉问也，此天地之纲纪，变化之渊源，非圣帝孰能穷其至理欤！臣虽不敏，请陈其道，令终不灭，久而不易。

帝曰：愿夫子推而次之，从其类序，分其部主，别其宗司，昭其气数，明其正化，可得闻乎？

岐伯曰：先立其年以明其气，金木水火土，运行之数，寒暑燥湿风火，临御之化，则天道可见，民气可调，阴阳卷舒，近而无惑。数之可数者，请遂言之。

帝曰：太阳之政，奈何？

岐伯曰：辰戌之纪也。

太阳　太角　太阴　壬辰　壬戌　其运风，其化鸣紊启拆，其变振拉摧拔，其病眩掉目瞑。

太角（初正）　少徵　太宫　少商　太羽（终）

太阳　太徵　太阴　戊辰　戊戌　同正徵。其运热，其化暄暑郁燠，其变炎烈沸腾，其病热郁。

太徵　少宫　太商　少羽（终）　少角（初）

太阳　太宫　太阴　甲辰（岁会同天符）　甲戌（岁会同天符）　其

运阴埃，其化柔润重泽，其变震惊飘骤，其病湿下重。

太宫　少商　太羽（终）　太角（初）　少徵

太阳　太商　太阴　庚辰　庚戌。　其运凉，其化雾露萧飔，其变肃杀凋零，其病燥背瞀胸满。

太商　少羽（终）　少角（初）　太徵　少宫

太阳　太羽　太阴　丙辰（天符）　丙戌（天符）。　其运寒，其化凝惨凛冽，其变冰雪霜雹，其病大寒留于溪谷。

太羽（终）　太角（初）　少徵　太宫　少商

凡此太阳司天之政，气化运行先天。天气肃，地气静，寒临太虚，阳气不令，水土合德，上应辰星、镇星。其谷玄黅，其政肃，其令徐。寒政大举，泽无阳焰，则火发待时。少阳中治，时雨乃涯，止极雨散，还于太阴，云朝北极，湿化乃布，泽流万物。寒敷于上，雷动于下，寒湿之气，持于气交。民病寒湿，发肌肉萎，足痿不收，濡泻血溢。

初之气，地气迁，气乃大温，草乃早荣，民乃厉，温病乃作，身热头痛呕吐，肌腠疮疡。

二之气，大凉反至，民乃惨，草乃遇寒，火气遂抑，民病气郁中滞，寒乃始。

三之气，天政布，寒气行，雨乃降。民病寒，反热中，痈疽注下，心热瞀闷，不治者，死。

四之气，风湿交争，风化为雨，乃长乃化乃成。民病大热少气，肌肉萎，足痿，注下赤白。

五之气，阳复化，草乃长乃化乃成，民乃舒。

终之气，地气正，湿令行，阴凝太虚，埃昏郊野，民乃惨凄，寒风以至，反者孕乃死。

故岁宜苦以燥之温之，必折其郁气，先资其化源，抑其运气，扶其不胜，无使暴过而生其疾，食岁谷以全其真，避虚邪以安其正。适气同异，多少制之，同寒湿者燥热化，异寒湿者燥湿化。故同者多之，异者少之。用寒远寒，用凉远凉，用温远温，用热远热，食宜同法。有假者反常，反是者病。所谓时也。

帝曰：善。阳明之政，奈何？

岐伯曰：卯酉之纪也。

阳明　少角　少阴　清热胜复同，同正商。丁卯（岁会）　丁酉，其运风清热。

少角（初正）　太徵　少宫　太商　少羽（终）

阳明　少徵　少阴　寒雨胜复同，同正商。癸卯（同岁会）　癸酉（同岁会）　其运热寒雨。

少徵　太宫　少商　太羽（终）　太角（初）

阳明　少宫　少阴　风凉胜复同。己卯　己酉　其运雨风凉

少宫　太商　少羽（终）　少角（初）　太徵

阳明　少商　少阴　热寒胜复同，同正商。乙卯（天符）　乙酉（岁会），太一天符。其运凉热寒。

少商　太羽（终）　太角（初）　少徵　太宫

阳明　少羽　少阴　雨风胜复同，同少宫。辛酉　辛卯　其运寒雨风。

少羽（终）　少角（初）　太徵　太宫　太商

凡此阳明司天之政，气化运行后天，天气急，地气明，阳专其令，炎暑大行。物燥以坚，淳风乃治，风燥横运，流于气交。多阳少阴，云趋雨府，湿化乃敷。燥极而泽，其谷白丹，间谷命太者，其耗白甲品羽，金火合德，上应太白、荧惑。其政切，其令暴。蛰虫乃见，流水不冰，民病咳，嗌塞，

寒热发，暴振慄癃闭。清先而劲，毛虫乃死，热后而暴，介虫乃殃，其发躁，胜复之作，扰而大乱，清热之气，持于气交。

初之气，地气迁，阴始凝，气始肃，水乃冰，寒雨化。其病中热胀，面目浮肿，善眠，鼽衄嚏欠呕，小便黄赤，甚则淋。

二之气，阳乃布，民乃舒，物乃生荣。厉大至，民善暴死。

三之气，天政布，凉乃行，燥热交合，燥极而泽，民病寒热。

四之气，寒雨降。病暴仆，振慄谵妄，少气，嗌干引饮，及为心痛，痈肿疮疡，疟寒之疾，骨痿血便。

五之气，春令反行，草乃生荣，民气和。

终之气，阳气布，候反温，蛰虫来见，流水不冰，民乃康平，其病温。

故食岁谷以安其气，食间谷以去其邪。岁宜以咸以苦以辛，汗之清之散之，安其运气，无使受邪，折其郁气，资其化源。以寒热轻重，少多其制。同热者多天化，同清者多地化。用凉远凉，用热远热，用寒远寒，用温远温。食宜同法。有假者反之，此其道也。反是者，乱天地之经，扰阴阳之纪也。

帝曰：善。少阳之政，奈何？

岐伯曰：寅申之纪也。

少阳　太角　厥阴　壬寅（同天符）　壬申（同天符）　其运风鼓，其化鸣紊启坼，其变振拉摧拔，其病掉眩、支胁、惊骇。

太角（初正）　少徵　太宫　少商　太羽（终）

少阳　太徵　厥阴　戊寅（天符）　戊申（天符）。其运暑，其化暄嚣郁懊，其变炎烈沸腾，其病上热郁，血溢、血泄、心痛。

太徵　少宫　太商　少羽（终）　少角（初）

少阳　太宫　厥阴　甲寅　甲申　其运阴雨，其化柔润重泽，其变震惊飘骤，其病体重、胕肿、痞饮。

太宫　少商　太羽（终）　太角（初）　少徵

少阳　太商　厥阴　庚寅　庚申　同正商　其运凉，其化雾露清切，其变肃杀凋零，其病肩背胸中。

太商　少羽（终）　少角（初）　太徵　少宫

少阳　太羽　厥阴　丙寅　丙申　其运寒肃，其化凝惨凛冽，其变冰雪霜雹，其病寒浮肿。

太羽（终）　太角（初）　少徵　太宫　少商

凡此少阳司天之政，气化运行先天，天气正，地气扰，风乃暴举，木偃沙飞。炎火乃流，阴行阳化，雨乃时应，火木同德，上应荧惑、岁星。其谷丹苍，其政严，其令扰。故风热参布，云物沸腾，太阴横流，寒乃时至，凉雨并起。民病寒中，外发疮疡，内为泄满。故圣人遇之，和而不争。往复之作，民病寒热疟泄，聋瞑呕吐，上怫肿色变。

初之气，地气迁，风胜乃摇，寒乃去，候乃大温，草木早荣。寒来不杀，温病乃起。其病气怫于上，血溢目赤，咳逆头痛，血崩胁满，肤腠中疮。

二之气，火反郁，白埃四起，云趋雨府，风不胜湿，雨乃零，民乃康。其病热郁于上，咳逆呕吐，疮发于中，胸嗌不利，头痛身热，昏愦脓疮。

三之气，天政布，炎暑至，少阳临上，雨乃涯。民病热中，聋瞑血溢，脓疮咳呕，鼽衄渴嚏欠，喉痹目赤，善暴死。

四之气，凉乃至，炎暑间化，白露降，民气和平，其病满身重。

五之气，阳乃去，寒乃来，雨乃降，气门乃闭，刚木早凋，民避寒邪，君子周密。

终之气，地气正，风乃至，万物反生，霜雾以行。其病关闭不禁，心痛，阳气不藏而咳。

抑其运气，赞所不胜，必折其郁气，先取化源，暴过不生，苛疾不起。故岁宜咸宜辛宜酸，渗之泄之，渍之发之，观气寒温，以调其过。同风热者，多寒化；异风热者，少寒化。用热远热，用温远温，用寒远寒，用凉远凉。食宜同法，此其道也。有假者反之，反是者，病之阶也。

帝曰：善。太阴之政，奈何？

岐伯曰：丑未之纪也。

太阴　少角　太阳　清热胜复同，同正宫。丁丑　丁未　其运风清热。

少角（初正）　太徵　少宫　太商　少羽（终）

太阴　少徵　太阳　寒雨胜复同　癸丑　癸未　其运热寒雨。

少徵　太宫　少商　太羽（终）　太角（初）

太阴　少宫　太阳　风清胜复同，同正宫。己丑（太一天符）　己未（太一天符）　其运雨风清。

少宫　太商　少羽（终）　少角（初）　太徵

太阴　少商　太阳　热寒胜复同。乙丑　乙未　其运凉热寒。

少商　太羽（终）　太角（初）　少徵　太宫

太阴　少羽　太阳　雨风胜复同，同正宫。辛丑（同岁会）　辛未（同岁会）其运寒雨风。

少羽（终）　少角（初）　太徵　少宫　太商

凡此太阴司天之政，气化运行后天，阴专其政，阳气退避，大风时起，天气下降。地气上腾，原野昏霾，白埃四起，云奔南极，寒雨数至，物成于差夏。民病寒湿，腹满，身䐜愤，胕肿痞逆，寒厥拘急。湿寒合德，黄黑埃昏，流行气交，上应镇星、辰星。其政肃，其令寂，其谷黅玄。故阴凝于上，寒积于下。寒水胜火，则为冰雹。阳光不治，杀气乃行。故有余宜高，不及宜下；有余宜晚，不及宜早。土之利，气之化也，民气亦从之，间谷命其太也。

初之气，地气迁，寒乃去，春气正，风乃来。生布万物以荣，民气条舒，风湿相薄，雨乃后。民病血溢，筋络拘强，关节不利，身重筋痿。

二之气，大火正，物承化，民乃和，其病温厉大行，远近咸若。湿蒸相薄，雨乃时降。

三之气，天政布，湿气降，地气腾，雨乃时降，寒乃随之。感于寒湿，则民病身重胕肿，胸腹满。

四之气，畏火临，溽蒸化，地气腾，天气否隔，寒风晓暮，蒸热相薄，草木凝烟，湿化不流，则白露阴布，以成秋令。民病腠理热，血暴溢疟，心腹满热，胪胀，甚则胕肿。

五之气，惨令已行，寒露下，霜乃早降，草木黄落，寒气及体，君子周密，民病皮腠。

终之气，寒大举，湿大化，霜乃积，阴乃凝，水坚冰，阳光不治。感于寒，则病人关节禁固，腰脽痛，寒湿推于气交而为疾也。

必折其郁气，而取化源，益其岁气，无使邪胜。食岁谷以全其真，食间谷以保其精。故岁宜以苦燥之温之，甚者发之泄之。不发不泄，则湿气外溢，肉溃皮拆而水血交流。必赞其阳火，令御甚寒，从气异同，少多其判也，同寒者以热化，同湿者以燥化，异者少之，同者多之。用凉远凉，用寒远寒，用温远温，用热远热。食宜同法。假者反之，此其道也。反是者，病也。

帝曰：善。少阴之政，奈何？

岐伯曰：子午之纪也。

少阴　太角　阳明　壬子　壬午　其运风鼓，其化鸣紊启拆，其变振拉摧拔，其病支满。

太角（初正）　少徵　太宫　少商　太羽（终）

少阴　太徵　阳明　戊子（天符）　戊午（太一天符）　其运炎暑，其化暄曜郁燠，其变炎烈沸腾，其病上热血溢。

太徵　少宫　太商　少羽（终）　少角（初）

少阴　太宫　阳明　甲子　甲午　其运阴雨，其化柔润时雨，其变震惊飘骤，其病中满身重。

太宫　少商　太羽（终）　太角（初）　少徵

少阴　太商　阳明　庚子（同天符）　庚午（同天符）　同正商　其运凉劲，其化雾露萧飔，其变肃杀凋零，其病下清。

太商　少羽（终）　少角（初）　太徵　少宫

少阴　太羽　阳明　丙子（岁会）　丙午　其运寒，其化凝惨凛冽，其变冰雪霜雹，其病寒下。

太羽（终）　太角（初）　少徵　太宫　少商

凡此少阴司天之政，气化运行先天，地气肃，天气明，寒交暑，热加燥，云驰雨府，湿化乃行，时雨乃降，金火合德，上应荧惑、太白。其政明，其令切，其谷丹白。水火寒热，持于气交，而为病始也。热病生于上，清病生于下，寒热凌犯而争于中。民病咳喘，血溢血泄，鼽嚏，目赤，眦疡，寒厥入胃，心痛，腰痛，腹大，嗌干肿上。

初之气，地气迁，暑将去，寒乃始，蛰复藏，水乃冰，霜复降，风乃至，阳气郁。民反周密，关节禁固，腰脽痛，炎暑将起，中外疮疡。

二之气，阳气布，风乃行，春气以正，万物应荣，寒气时至，民乃和。其病淋，目暝目赤，气郁于上而热。

三之气，天政布，大火行，庶类蕃鲜，寒气时至。民病气厥心痛，寒热更作，咳喘目赤。

四之气，溽暑至，大雨时行，寒热互至。民病寒热，嗌干，黄瘅，鼽衄，饮发。

五之气，畏火临，暑反至，阳乃化，万物乃生乃长荣，民乃康，其病温。

终之气，燥令行，余火内格，肿于上，咳喘，甚则血溢。寒气数举，则霿雾翳，病生皮腠，内舍于胁，下连少腹，而作寒中，地将易也。

必抑其运气，资其岁胜，折其郁发，先取化源。无使暴过，而生其病也。食岁谷以全真气，食间谷以避虚邪。岁宜咸以软之，而调其上，甚则以苦发之，以酸收之；而安其下，甚则以苦泄之。适气同异，而多少之。同天气者以寒清化，同地气者以温热化。用热远热，用凉远凉，用温远温，用寒远寒。食宜同法。有假则反，此其道也。反是者，病作矣。

帝曰：善。厥阴之政，奈何？

岐伯曰：巳亥之纪也。

厥阴　少角　少阳　清热胜复同，同正角。丁巳（天符）　丁亥（天符）其运风清热。

少角（初正）　太徵　少宫　太商　少羽（终）

厥阴　少徵　少阳　寒雨胜复同。癸巳（同岁会）　癸亥（同岁会）其运热寒雨。

少徵　太宫　少商　太羽（终）　太角（初）

厥阴　少宫　少阳　风清胜复同，同正角。己巳　己亥　其运雨风清。

少宫　太商　少羽（终）　少角（初）　太徵

厥阴　少商　少阳　热寒胜复同，同正角。乙巳　乙亥　其运凉热寒。

少商　太羽（终）　太角（初）　少徵　太宫

厥阴　少羽　少阳　雨风胜复同。辛巳　辛亥　其运寒雨风。

少羽（终）　少角（初）　太徵　少宫　太商

凡此厥阴司天之政，气化运行后天。诸同正岁，气化运行同天。天气扰，地气正，风生高远，炎热从之，云趋雨府，湿化乃行，风火同德，上应岁星、荧惑。其政挠，其令速，其谷苍丹，间谷言太者，其耗文角品羽，风燥火热，胜复更作，蛰虫来见，流水不冰。热病行于下，风病行于上，风燥胜复形于中。

初之气，寒始肃，杀气方至。民病寒于右之下。

二之气，寒不去，华雪水冰，杀气施化，霜乃降，名草上焦，寒雨数至，阳复化。民病热中。

三之气，天政布，风乃时举。民病泣出，耳鸣掉眩。

四之气，溽暑湿热相薄，争于左之上，民病黄瘅，而为胕肿。

五之气，燥湿更胜，沉阴乃布，寒气及体，风雨乃行。

终之气，畏火司令，阳乃大化，蛰虫出见，流水不冰，地气大发，草乃生，人乃舒，其病温厉。

必折其郁气，资其化源，赞其运气，无使邪胜。岁宜以辛调上，以咸调下，畏火之气，无妄犯之。用温远温，用热远热，用凉远凉，用寒远寒。食宜同法。有假反常，此之道也。反是者病。

帝曰：善。夫子言可谓悉矣，然何以明其应乎？

岐伯曰：昭乎哉问也！夫六气者，行有次，止有位，故常以正月朔日，平旦视之。睹其位，而知其所在矣。运有余，其至先；运不及，其至后。此天之道，气之常也。运非有余非不足，是谓正岁，其至当其时也。

帝曰：胜复之气，其常在也。灾眚时至，候也奈何？

岐伯曰：非气化者，是谓灾也。

帝曰：天地之数，终始奈何？

岐伯曰：悉乎哉问也！是明道也。数之始，起于上而终于下；岁半之前，天气主之；岁半之后，地气主之；上下交互，气交主之。岁纪毕矣。故曰：位明，气月可知乎，所谓气也。

帝曰：余司其事，则而行之，不合其数，何也？

岐伯曰：气用有多少，化洽有盛衰。衰盛多少，同其化也。

帝曰：愿闻同化，何如？

岐伯曰：风温，春化同；热曛昏火，夏化同；胜与复同，燥清烟露，秋化同；云雨昏瞑埃，长夏化同；寒气霜雪冰，冬化同。此天地五运六气之化，更用盛衰之常也。

帝曰：五运行同天化者，命曰天符，余知之矣。愿闻同地化者，何谓也？

岐伯曰：太过而同天化者，三；不及而同天化者，亦三；太过而同地化者，三；不及而同地化者，亦三。此凡二十四岁也。

帝曰：愿闻其所谓也？

岐伯曰：甲辰、甲戌、太宫下加太阴，壬寅、壬申、太角下加厥阴，庚子、庚午、太商下加阳明，如是者三。癸巳、癸亥、少徵下加少阳，辛丑、辛未、少羽下加太阳，癸卯、癸酉、少徵下加少阴，如是者三。戊子、戊午、太徵上临少阴，戊寅、戊申、太徵上临少阳，丙辰、丙戌、太羽上临太阳，如是者三。丁巳、丁亥、少角上临厥阴，乙卯、乙酉、少商上临阳明，己丑、己未、少宫上临太阴，如是者三。除此二十四岁，则不加不临也。

帝曰：加者何谓？

岐伯曰：太过而加同天符，不及而加同岁会也。

帝曰：临者何谓？

岐伯曰：太过不及，皆曰天符，而变行有多少，病形有微甚，生死有早晏耳。

帝曰：夫子言用寒远寒，用热远热。余未知其然也，愿闻何谓远？

岐伯曰：热无犯热，寒无犯寒。从者和，逆者病，不可不敬畏而远之，所谓时兴六位也。

帝曰：温凉何如？

岐伯曰：司气以热，用热无犯；司气以寒，用寒无犯；司气以凉，用凉无犯；司气以温，用温无犯，间气同其主无犯，异其主则小犯之。是谓四畏，必谨察之。

帝曰：善！其犯者何如？

岐伯曰：天气反时，则可依时；及胜其主，则可犯。以平为期，而不可过，是谓邪气反胜者。故曰：无失天信，无逆气宜，无翼其胜，无赞其复。是谓至治。

帝曰：善。五运气行主岁之纪，其有常数乎？

岐伯曰：臣请次之。

甲子　甲午岁

上少阴火　中太宫土运　下阳明金　热化二，雨化五，燥化四，所谓正化日也。其化上咸寒，中苦热，下酸热，所谓药食宜也。

乙丑　乙未岁

上太阴土　中少商金运　下太阳水　热化寒化胜复同，所谓邪气化日也。灾七宫。湿化五，清化四，寒化六，所谓正化日也。其化上苦热，中酸和，下甘热，所谓药食宜也。

丙寅　丙申岁

上少阳相火　中太羽水运　下厥阴木　火化二，寒化六，风化三，所谓正化日也。其化上咸寒，中咸温，下辛温，所谓药食宜也。

丁卯（岁会）　丁酉岁

上阳明金　中少角木运　下少阴火　清化热化胜复同，所谓邪气化日也。灾三宫。燥化九，风化三，热化七，所谓正化日也。其化上苦小温，中辛和，下咸寒，所谓药食宜也。

戊辰　戊戌岁

上太阳水　中太徵火运　下太阴土　寒化六，热化七，湿化五，所谓正化日也。其化上苦温，中甘和，下甘温，所谓药食宜也。

己巳　己亥岁

上厥阴木　中少宫土运　下少阳相火　风化清化胜复同，所谓邪气化日也。灾五宫。风化三，湿化五，火化七，所谓正化日也。其化上辛凉，中甘和，下咸寒，所谓药食宜也。

庚午（同天符）　庚子岁（同天符）

上少阴火　中太商金运　下阳明金　热化七，清化九，燥化九，所谓正化日也。其化上咸寒，中辛温，下酸温，所谓药食宜也。

辛未（同岁会）　辛丑岁（同岁会）

上太阴土　中少羽水运　下太阳水　雨化风化胜复同，所谓邪气化日也。灾一宫。雨化五，寒化一，所谓正化日也。其化上苦热，中苦和，下苦热，所谓药食宜也。

壬申（同天符）　壬寅岁（同天符）

上少阳相火　中太角木运　下厥阴木　火化二，风化八，所谓正化日也。其化上咸寒，中酸和，下辛凉，所谓药食宜也。

癸酉（同岁会）　癸卯岁（同岁会）

上阳明金　中少徵火运　下少阴火　寒化雨化胜复同，所谓邪气化日也。灾九宫。燥化九，热化二，所谓正化日也。其化上苦小温，中咸温，下咸寒，所谓药食宜也。

甲戌（岁会同天符）　甲辰岁（岁会同天符）

上太阳水　中太宫土运　下太阴土　寒化六，湿化五，正化日也。其化上苦热，中苦温，下苦温，药食宜也。

乙亥　乙巳岁

上厥阴木　中少商金运　下少阳相火　热化寒化胜复同，邪气化日也。灾七宫。风化八，清化四，火化二，正化度也。其化上辛凉，中酸和，下咸寒，药食宜也。

丙子（岁会） 丙午岁

上少阴火　中太羽水运　下阳明金　热化二，寒化六，清化四，正化度也。其化上咸寒，中咸热，下酸温，药食宜也。

丁丑　丁未岁

上太阴土　中少角木运　下太阳水　清化热化胜复同，邪气化度也。灾三宫。雨化五，风化三，寒化一，正化度也。其化上苦温，中辛温，下甘热，药食宜也。

戊寅　戊申岁（天符）

上少阳相火　中太徵火运　下厥阴木　火化七，风化三，正化度也。其化上咸寒，中甘和，下辛凉，药食宜也。

己卯　己酉岁

上阳明金　中少宫土运　下少阴火　风化清化胜复同，邪气化度也。灾五宫。清化九，雨化五，热化七，正化度也。其化上苦小温，中甘和，下咸寒，药食宜也。

庚辰　庚戌岁

上太阳水　中太商金运　下太阴土　寒化一，清化九，雨化五，正化度也。其化上苦热，中辛温，下甘热，药食宜也。

辛巳　辛亥岁

上厥阴木　中少羽水运　下少阳相火　雨化风化胜复同，邪气化度也。灾一宫。风化三，寒化一，火化七，正化度也。其化上辛凉，中苦和，下咸寒，药食宜也。

壬午　壬子岁

上少阴火　中太角木运　下阳明金　热化二，风化八，清化四，正化度也。其化上咸寒，中酸凉，下酸温，药食宜也。

癸未　癸丑岁

上太阴土　中少徵火运　下太阳水　寒化雨化胜复同，邪气化度也。灾九宫。雨化五，火化二，寒化一，正化度也。其化上苦温，中咸温，下甘热，药食宜也。

甲申　甲寅岁

上少阳相火　中太宫土运　下厥阴木　火化二，雨化五，风化八，正化度也。其化上咸寒，中咸和，下辛凉，药食宜也。

乙酉（太一天符）　乙卯岁（天符）

上阳明金　中少商金运　下少阴火　热化寒化胜复同，邪气化度也。灾七宫。燥化四，清化四，热化二，正化度也。其化上苦小温，中苦和，下咸寒，药食宜也。

丙戌（天符）　丙辰岁（天符）

上太阳水　中太羽水运　下太阴土　寒化六，雨化五，正化度也。其化上苦热，中咸温，下甘热，药食宜也。

丁亥（天符）　丁巳岁（天符）

上厥阴木　中少角木运　下少阳相火　清化热化胜复同，邪气化度也。灾三宫。风化三，火化七，正化度也。其化上辛凉，中辛和，下咸寒，药食宜也。

戊子（天符）　戊午岁（太一天符）

上少阴火　中太徵火运　下阳明金　热化七，清化九，正化度也。其化上咸寒，中甘寒，下酸温，药食宜也。

己丑（太一天符）　己未岁（太一天符）

上太阴土　中少宫土运　下太阳水　风化清化胜复同，邪气化度也。灾五宫。雨化五，寒化一，正化度也。其化上苦热，中甘和，下甘热，药食宜也。

庚寅　庚申岁

上少阳相火　中太商金运　下厥阴木　火化七，清化九，风化三，正化度也。其化上咸寒，中辛温，下辛凉，药食宜也。

辛卯　辛酉岁

上阳明金　中少羽水运　下少阴火　雨化风化胜复同，邪气化度也。灾一宫。清化九，寒化一，热化七，正化度也。其化上苦小温，中苦和，下咸寒，药食宜也。

壬辰　壬戌岁

上太阳水　中太角木运　下太阴土　寒化六，风化八，雨化五，正化度也。其化上苦温，中酸和，下甘温，药食宜也。

癸巳（同岁会）　癸亥岁（同岁会）

上厥阴木　中少徵火运　下少阳相火　寒化雨化胜复同，邪气化度也。灾九宫。风化八，火化二，正化度也。其化上辛凉，中咸和，下咸寒，药食宜也。

凡此定期之纪，胜复正化，皆有常数，不可不察。故知其要者，一言而终，不知其要，流散无穷。此之谓也。

帝曰：善。五运之气，亦复岁乎？

岐伯曰：郁极乃发，待时而作也。

帝曰：请问其所谓也？

岐伯曰：五常之气，太过不及，其发异也。

帝曰：愿卒闻之。

岐伯曰：太过者暴，不及者徐。暴者为病甚，徐者为病持。

帝曰：太过不及，其数何如？

岐伯曰：太过者其数成，不及者其数生，土常以生也。

帝曰：其发也何如？

岐伯曰：土郁之发，岩谷震惊，雷殷气交，埃昏黄黑，化为白气，飘骤高深，击石飞空，洪水乃从，川流漫衍，田牧土驹。化气乃敷，善为时雨，始生始长，始化始成。故民病心腹胀，肠鸣而为数后，甚则心痛胁䐜，呕吐、霍乱，饮发注下，胕肿身重。云奔雨府，霞拥朝阳，山泽埃昏，其乃发也。以其四气，云横天山，浮游生灭，怫之先兆也。

金郁之发，天洁地明，风清气切，大凉乃举，草树浮烟，燥气以行，霜雾数起，杀气来至，草木苍干，金乃有声。故民病咳逆，心胁满引少腹，善暴病，不可反侧，嗌干，面尘色恶。山泽焦枯，土凝霜卤，怫乃发也。其气五，夜零白露，林莽声凄，怫之兆也。

水郁之发，阳气乃避，阴气暴举，大寒乃至，川泽严凝，寒雾结为霜雪，甚则黄黑昏翳，流行气交，乃为霜杀，水乃见祥。故民病，寒客心痛，腰脽痛，大关节不利，屈伸不便，善厥逆，痞坚腹满。阳光不治，空积沉阴，白埃昏瞑，而乃发也。其气二火前后，太虚深玄，气犹麻散，微见而隐，色黑微黄，怫之先兆也。

木郁之发，太虚埃昏，云物以扰，大风乃至，屋发折木，木有变。故民病，胃脘当心而痛，上支两胁，鬲咽不通，食饮不下，甚则耳鸣眩转，目不识人，善暴僵仆。太虚苍埃，天山一色，或气浊色，黄黑郁若，横云不起，雨而乃发也，其气无常。长川草偃，柔叶呈阴，松吟高山，虎啸岩岫，怫之先兆也。

火郁之发，太虚肿翳，大明不彰，炎火行，大暑至，山泽燔燎，材木流津，广厦腾烟，土浮霜卤，止水乃减，蔓草焦黄，风行惑言，湿化乃后。故民病，少气，疮疡痈肿，胁腹胸背，面首四肢䐜愤，胪胀，疡痱，呕逆，瘛疭骨痛，节乃有动，注下温疟，腹中暴痛，血溢流注，精液乃少，目赤心热，甚则瞀闷懊憹，善暴死。刻终大温，汗濡玄府，其乃发也。其气四，动复则静，阳极反阴，湿令乃化乃成。华发水凝，山川冰雪，焰阳午泽，怫之先兆也。

有怫之应而后报也，皆观其极而乃发也。木发无时，水随火也。谨候其时，病可与期，失时反岁，五气不行，生化收藏，政无恒也。

帝曰：水发而雹雪，土发而飘骤，木发而毁折，金发而清明，火发而曛昧，何气使然？

岐伯曰：气有多少，发有微甚，微者当其气，甚者兼其下，征其下气，而见可知也。

帝曰：善。五气之发，不当位者，何也？

岐伯曰：命其差。

帝曰：差有数乎？

岐伯曰：后皆三十度而有奇也。

帝曰：气至而先后者何？

岐伯曰：运太过则其至先，运不及则其至后。此候之常也。

帝曰：当时而至者，何也？

岐伯曰：非太过，非不及，则至当时，非是者，眚也。

帝曰：善。气有非时而化者，何也？

岐伯曰：太过者当其时，不及者归其己胜也。

帝曰：四时之气，至有早晏，高下左右，其候何如？

岐伯曰：行有逆顺，至有迟速。故太过者化先天，不及者化后天。

帝曰：愿闻其行，何谓也？

岐伯曰：春气西行，夏气北行，秋气东行，冬气南行。故春气始于下，秋气始于上，夏气始于中，冬气始于标。春气始于左，秋气始于右，冬气始于后，夏气始于前。此四时正化之常。故至高之地，冬气常在；至下之地，春气常在，必谨察之。

帝曰：善。

黄帝问曰：五运六气之应见，六化之正，六变之纪，何如？

岐伯对曰：夫六气正纪，有化有变，有胜有复，有用有病。不同其候，帝欲何乎？

帝曰：愿尽闻之。

岐伯曰：请遂言之。

夫气之所至也，厥阴所至为和平，少阴所至为暄，太阴所至为埃溽，少阳所至为炎暑，阳明所至为清劲，太阳所至为寒雾。时化之常也。

厥阴所至为风府，为璺启；少阴所至为火府，为舒荣；太阴所至为雨府，为员盈；少阳所至为热府，为行出；阳明所至为司杀府，为庚苍；太阳所至为寒府，为归藏。司化之常也。

厥阴所至为生，为风摇，少阴所至为荣，为形见，太阴所至为化，为云雨，少阳所至为长，为蕃鲜，阳明所至为收，为雾露，太阳所至为藏，为周密，气化之常也。

厥阴所至为风生，终为肃；少阴所至为热生，中为寒；太阴所至为湿生，终为注雨；少阳所至为火生，终为蒸溽；阳明所至为燥生，终为凉；太阳所至为寒生，中为温。德化之常也。

厥阴所至为毛化，少阴所至为羽化，太阴所至为倮化，少阳所至为羽化，阳明所至为介化，太阳所至为鳞化。德化之常也。

厥阴所至为生化，少阴所至为荣化，太阴所至为濡化，少阳所至为茂化，阳明所至为坚化，太阳所至为藏化。布政之常也。

厥阴所至为飘怒，大凉；少阴所至为大暄，寒；太阴所至为雷霆骤注，烈风；少阳所至为飘风燔燎，霜凝；阳明所至为散落，温；太阳所至为寒雪冰雹，白埃。气变之常也。

厥阴所至为挠动，为迎随，少阴所至为高明，焰为曛，太阴所至为沉阴，为白埃，为晦暝，少阳所至为光显，为彤云，为曛，阳明所至为烟埃，为霜，为劲切，为凄鸣，太阳所至为刚固，为坚芒，为立。令行之常也。

厥阴所至为里急；少阴所至为疡疹身热；太阴所至为积饮否隔；少阳所至为嚏呕，为疮疡；阳明所至为浮虚；太阳所至为屈伸不利。病之常也。

厥阴所至为支痛；少阴所至为惊惑，恶寒，战栗，谵妄；太阴所至为稸满；少阳所至为惊躁，瞀昧，暴病；阳明所至为鼽，尻阴股膝髀腨胻足病；太阳所至为腰痛。病之常也。

厥阴所至为缩戾；少阴所至为悲妄衄衊；太阴所至为中满，霍乱、吐下；少阳所至为喉痹，耳鸣呕涌；阳明所至为皴揭；太阳所至为寝汗，痉。病之常也。

厥阴所至为胁痛呕泄；少阴所至为语笑；太阴所至为重胕肿；少阳所至为暴注，瞤瘛，暴死；阳明所至为鼽嚏；太阳所至为流泄，禁止。病之常也。

凡此十二变者，报德以德，报化以化，报政以政，报令以令。气高则高，气下则下，气后则后，气前则前，气中则中，气外则外。位之常也。故风胜则动，热胜则肿，燥胜则干，寒胜则浮，湿胜则濡泄，甚则水闭胕肿。随气所在，以言其变耳。

帝曰：愿闻其用也。

岐伯曰：夫六气之用，各归不胜而为化。故太阴雨化，施于太阳；太阳寒化，施于少阴；少阴热化，施于阳明；阳明燥化，施于厥阴；厥阴风化，施于太阴。各命其所在，以征之也。

帝曰：自得其位，何如？

岐伯曰：自得其位，常化也。

帝曰：愿闻所在也。

岐伯曰：命其位，而方月可知也。

帝曰：六位之气，盈虚何如？

岐伯曰：太少异也。太者之至，徐而常；少者，暴而亡。

帝曰：天地之气，盈虚何如？

岐伯曰：天气不足，地气随之，地气不足，天气从之；运居其中，而常先也。恶所不胜，归所同和，随运归从，而生其病也。故上胜，则天气降而下；下胜，则地气迁而上。胜多少而差其分。微者小差，甚者大差，甚则位易气交，易则大变生，而病作矣。《大要》曰：甚纪五分，微纪七分，其差可见。此之谓也。

帝曰：善。论言热无犯热，寒无犯寒。余欲不远寒，不远热，奈何？

岐伯曰：悉乎哉问也！发表不远热，攻里不远寒。

帝曰：不发不攻，而犯寒犯热，何如？

岐伯曰：寒热内贼，其病益甚。

帝曰：愿闻无病者，何如？

岐伯曰：无者生之，有者甚之。

帝曰：生者何如？

岐伯曰：不远热则热至，不远寒则寒至。寒至则坚否腹满，痛急下利之病生矣。热至则身热，吐下霍乱，痈疽疮疡，瞀郁注下，胸瘛肿胀，呕，鼽衄，头痛，骨节变，肉痛，血溢血泄，淋闭之病生矣。

帝曰：治之奈何？

岐伯曰：时必顺之，犯者治以胜也。

黄帝问曰：妇人重身，毒之何如？

岐伯曰：有故无殒，亦无殒也。

帝曰：愿闻其故，何谓也？

岐伯曰：大积大聚，其可犯也，衰其太半而止，过者死。

帝曰：善。郁之甚者，治之奈何？

岐伯曰：木郁达之，火郁发之，土郁夺之，金郁泄之，水郁折之。然调其气。过者折之，以其畏也，所谓泻之。

帝曰：假者何如？

岐伯曰：有假其气，则无禁也。所谓主气不足，客气胜也。

帝曰：至哉，圣人之道！天地大化，运行之节，临御之纪，阴阳之政，寒暑之令，非夫子孰能通之！请藏之灵兰之室，署曰《六元正纪》。非斋戒不敢示，慎传也。

素问·至真要大论

黄帝问曰：五气交合，盈虚更作，余知之矣。六气分治，司天地者，其至何如？

岐伯再拜对曰：明乎哉问也！天地之大纪，人神之通应也。

帝曰：愿闻上合昭昭，下合冥冥，奈何？

岐伯曰：此道之所主，工之所疑也。

帝曰：愿闻其道也。

岐伯曰：厥阴司天，其化以风；少阴司天，其化以热；太阴司天，其化以湿；少阳司天，其化以火；阳明司天，其化以燥；太阳司天，其化以寒。以所临脏位，命其病者也。

帝曰：地化奈何？

岐伯曰：司天同候，间气皆然。

帝曰：间气何谓？

岐伯曰：司左右者，是谓间气也。

帝曰：何以异之？

岐伯曰：主岁者纪岁，间气者纪步也。

帝曰：善。岁主奈何？

岐伯曰：厥阴司天为风化，在泉为酸化，司气为苍化，间气为动化。少阴司天为热化，在泉为苦化，不司气化，居气为灼化。太阴司天为湿化，在泉为甘化，司气为黅化，间气为柔化。少阳司天为火化，在泉为苦化，司气为丹化，间气为明化。阳明司天为燥化，在泉为辛化，司气为素化，间气为清化。太阳司天为寒化，在泉为咸化，司气为玄化，间气为藏化。故治病者，必明六化分治，五味五色所生，五脏所宜，乃可以言盈虚，病生之绪也。

帝曰：厥阴在泉而酸化先，余知之矣。风化之行也，何如？

岐伯曰：风行于地，所谓本也，余气同法。本乎天者，天之气也，本乎地者，地之气也，天地合气，六节分而万物化生矣。故曰：谨候气宜，无失病机。此之谓也。

帝曰：其主病，何如？

岐伯曰：司岁备物，则无遗主矣。

帝曰：先岁物，何也？

岐伯曰：天地之专精也。

帝曰：司气者，何如？

岐伯曰：司气者主岁同，然有余不足也。

帝曰：非司岁物，何谓也？

岐伯曰：散也，故质同而异等也，气味有薄厚，性用有躁静，治保有多少，力化有浅深。此之谓也。

帝曰：岁主脏害，何谓？

岐伯曰：以所不胜命之，则其要也。

帝曰：治之奈何？

岐伯曰：上淫于下，所胜平之，外淫于内，所胜治之。

帝曰：善。平气何如？

岐伯曰：谨察阴阳所在而调之，以平为期。正者正治，反者反治。

帝曰：夫子言察阴阳所在而调之，论言人迎与寸口相应，若引绳小大齐等，命曰平。阴之所在寸口，何如？

岐伯曰：视岁南北，可知之矣。

帝曰：愿卒闻之。

岐伯曰：北政之岁，少阴在泉，则寸口不应；厥阴在泉，则右不应；太阴在泉，则左不应。南政之岁，少阴司天，则寸口不应；厥阴司天，则右不应；太阴司天，则左不应。诸不应者，反其诊，则见矣。

帝曰：尺候何如？

岐伯曰：北政之岁，三阴在下，则寸不应；三阴在上，则尺不应。南政之岁，三阴在天，则寸不应；三阴在泉，则尺不应。左右同。故曰：知其要者，一言而终，不知其要，流散无穷。此之谓也。

帝曰：善。天地之气，内淫而病，何如？

岐伯曰：岁厥阴在泉，风淫所胜，则地气不明，平野昧，草乃早秀。民病洒洒振寒，善伸数欠，心痛支满，两胁里急，饮食不下，鬲咽不通，食则呕，腹胀善噫，得后与气，则快然如衰，身体皆重。

岁少阴在泉，热淫所胜，则焰浮川泽，阴处反明。民病腹中肠鸣，气上冲胸，喘，不能久立，寒热，皮肤痛，目瞑，齿痛，颇肿，恶寒发热如疟，少腹中痛，腹大。蛰虫不藏。

岁太阴在泉，草乃早荣，湿淫所胜，则埃昏岩谷，黄反见黑，至阴之交，民病饮积，心痛，耳聋，浑浑焞焞，嗌肿喉痹，阴病血见，少腹痛肿，不得小便，病冲头痛，目似脱，项似拔，腰似折，髀不可以回，腘如结，腨如别。

岁少阳在泉，火淫所胜，则焰明郊野，寒热更至。民病注泄赤白，少腹痛，溺赤，甚则便血。少阴同候。

岁阳明在泉，燥淫所胜，则霿雾清瞑。民病喜呕，呕有苦，善太息，心胁痛，不能反侧，甚则嗌干面尘，身无膏泽，足外反热。

岁太阳在泉，寒淫所胜，则凝肃惨慄。民病少腹控睾，引腰脊，上冲心痛，血见，嗌痛颔肿。

帝曰：善。治之奈何？

岐伯曰：诸气在泉，风淫于内，治以辛凉，佐以苦甘，以甘缓之，以辛散之。热淫于内，治以咸寒，佐以甘苦，以酸收之，以苦发之。湿淫于内，治以苦热，佐以酸淡，以苦燥之，以淡泄之。火淫于内，治以咸冷，佐以苦辛，以酸收之，以苦发之。燥淫于内，治以苦温，佐以甘辛，以苦下之。寒淫于内，治以甘热，佐以苦辛，以咸泻之，以辛润之，以苦坚之。

帝曰：善。天气之变，何如？

岐伯曰：厥阴司天，风淫所胜，则太虚埃昏，云物以扰，寒生春气，流水不冰，蛰虫不去。民病胃脘当心而痛，上支两胁，鬲咽不通，饮食不下，舌本强，食则呕，冷泄腹胀，溏泄，瘕，水闭，病本于脾。冲阳绝，死不治。

少阴司天，热淫所胜，怫热，大雨且至，火行其政。民病胸中烦热，嗌干，右胠满，皮肤痛，寒热咳喘，唾血血泄，鼽衄嚏呕，溺色变，甚则疮疡胕肿，肩背臂臑，及缺盆中痛，心痛，肺膜，腹大满，膨膨而咳喘，病本于肺。尺泽绝，死不治。

太阴司天，湿淫所胜，则沉阴且布，雨变枯槁。胕肿，骨痛，阴痹。阴痹者，按之不得，腰脊头项痛，时眩，大便难，阴气不用，饥不欲食，咳唾则有血，心如悬，病本于肾。太溪绝，死不治。

少阳司天，火淫所胜，则温气流行，金政不平。民病头痛，发热恶寒而疟，热上，皮肤痛，色变黄赤，传而为水，身面胕肿，腹满仰息，泄注赤白，疮疡，咳唾血，烦心，胸中热，甚则鼽衄，病本于肺。天府绝，死不治。

阳明司天，燥淫所胜，则木乃晚荣，草乃晚生，筋骨内变，民病左胠胁痛，寒清于中，感而疟，大凉革候，咳，腹中鸣，注泄鹜溏，名木敛，生菀于下，草焦上首，心胁暴痛，不可反侧，嗌干面尘腰痛，丈夫癞疝，妇人少腹痛，目眦眦疡，疮疭痛，蛰虫来见，病本于肝。太冲绝，死不治。

太阳司天，寒淫所胜，则寒气反至，水且冰，血变于中，发为痈疡，民病厥心痛，呕血血泄鼽衄，善悲时眩仆。运火炎烈，雨暴乃雹，胸腹满，手热肘挛掖肿，心澹澹大动，胸胁胃脘不安，面赤目黄，善噫嗌干，甚则色炲，渴而欲饮，病本于心。神门绝，死不治。所谓动气，知其脏也。

帝曰：善。治之奈何？

岐伯曰：司天之气，风淫所胜，平以辛凉，佐以苦甘，以甘缓之，以酸泻之。热淫所胜，平以咸寒，佐以苦甘，以酸收之。湿淫所胜，平以苦热，佐以酸辛，以苦燥之，以淡泄之。湿上甚而热，治以苦温，佐以甘辛，以汗为故而止。火淫所胜，平以咸冷，佐以苦甘，以酸收之，以苦发之，以酸复之，热淫同。燥淫所胜，平以苦温，佐以酸辛，以苦下之。寒淫所胜，平以辛热，佐以甘苦，以咸泻之。

帝曰：善。邪气反胜，治之奈何？

岐伯曰：风司于地，清反胜之，治以酸温，佐以苦甘，以辛平之。热司于地，寒反胜之，治以甘热，佐以苦辛，以咸平之。湿司于地，热反胜之，治以苦冷，佐以咸甘，以苦平之。火司于地，寒反胜之，治以甘热，佐以苦辛，以咸平之。燥司于地，热反胜之，治以平寒，佐以苦甘，以酸平之，以和为利。寒司于地，热反胜之，治以咸冷，佐以甘辛，以苦平之。

帝曰：其司天邪胜，何如？

岐伯曰：风化于天，清反胜之，治以酸温，佐以甘苦。热化于天，寒反胜之，治以甘温，佐以苦酸辛。湿化于天，热反胜之，治以苦寒，佐以苦酸。火化于天，寒反胜之，治以甘热，佐以苦辛。燥化于天，热反胜之，治以辛寒，佐以苦甘。寒化于天，热反胜之，治以咸冷，佐以苦辛。

帝曰：六气相胜，奈何？

岐伯曰：厥阴之胜，耳鸣头眩，愦愦欲吐，胃鬲如寒，大风数举，倮虫不滋，胠胁气并，化而为热，小便黄赤，胃脘当心而痛，上支两胁，肠鸣，飧泄，少腹痛，注下赤白，甚则呕吐，鬲咽不通。

少阴之胜，心下热，善饥，脐下反动，气游三焦。炎暑至，木乃津，草乃萎，呕逆躁烦，腹满痛，溏泄，传为赤沃。

太阴之胜，火气内郁，疮疡于中，流散于外，病在胠胁，甚则心痛，热格，头痛，喉痹，项强，独胜则湿气内郁，寒迫下焦，痛留顶，互引眉间，胃满。雨数至，燥（燥：《类经》卷二十七第二十七作湿）化乃见，少腹满，腰脽重强，内不便，善注泄，足下温，头重，足胫胕肿，饮发于中，胕肿于上。

少阳之胜，热客于胃，烦心心痛，目赤欲呕，呕酸善饥，耳痛溺赤，善惊谵妄，暴热消烁，草萎水涸，介虫乃屈，少腹痛，下沃赤白。

阳明之胜，清发于中，左胠胁痛，溏泄，内为嗌塞，外发㿉疝。大凉肃杀，华英改容，毛虫乃殃，胸中不便，嗌塞而咳。

太阳之胜，凝栗且至，非时水冰，羽乃后化。痔疟发，寒厥入胃，则内生心痛，阴中乃疡，隐曲不利，互引阴股，筋肉拘苛，血脉凝泣，络满色变，或为血泄，皮肤否肿，腹满食减，热反上行，头项囟顶，脑户中痛，目如脱，寒入下焦，传为濡泻。

帝曰：治之奈何？

岐伯曰：厥阴之胜，治以甘清，佐以苦辛，以酸泻之。少阴之胜，治以辛寒，佐以苦咸，以甘泻之。太阴之胜，治以咸热，佐以辛甘，以苦泻之。少阳之胜，治以辛寒，佐以甘咸，以甘泻之。阳明之胜，治以酸温，佐以辛甘，以苦泻之。太阳之胜，治以甘热，佐以辛酸，以咸泻之。

帝曰：六气之复何如？

岐伯曰：悉乎哉问也！厥阴之复，少腹坚满，里急暴痛，偃木飞沙，倮虫不荣。厥心痛，汗发呕吐，饮食不入，入而复出，筋骨掉眩，清厥，甚则入脾，食痹而吐。冲阳绝，死不治。

少阴之复，燠热内作，烦躁鼽嚏，少腹绞痛，火见燔炳，嗌燥，分注时止，气动于左，上行于右，咳，皮肤痛，暴瘖心痛，郁冒不知人，乃洒淅恶寒，振慄谵妄，寒已而热，渴而欲饮，少气骨痿，隔肠不便，外为浮肿，哕噫。赤气后化，流水不冰，热气大行，介虫不复。病痱疹疮疡，痈疽痤痔。甚则入肺，咳而鼻渊。天府绝，死不治。

太阴之复，湿变乃举，体重中满，食饮不化，阴气上厥，胸中不便，饮发于中，咳喘有声，大雨时行，鳞见于陆，头顶痛重，而掉瘛尤甚，呕而密默，唾吐清液，甚则入肾，窍泻无度。太溪绝，死不治。

少阳之复，大热将至，枯燥燔爇，介虫乃耗，惊瘛咳衄，心热烦躁，便数憎风，厥气上行，面如浮埃，目乃眴瘛，火气内发，上为口糜呕逆，血溢血泄，发而为疟，恶寒鼓慄，寒极反热，嗌络焦槁，渴引水浆，色变黄赤，少气脉萎，化而为水，传为胕肿，甚则入肺，咳而血泄。尺泽绝，死不治。

阳明之复，清气大举，森木苍干，毛虫乃厉。病生胠胁，气归于左，善太息，甚则心痛否满，腹胀而泄，呕苦，咳哕，烦心，病在鬲中，头痛，甚则入肝，惊骇筋挛。太冲绝，死不治。

太阳之复，厥气上行，水凝雨冰，羽虫乃死，心胃生寒，胸膈不利，心痛否满，头痛善悲，时眩仆，食减，腰脽反痛，屈伸不便，地裂冰坚，阳光不治，少腹控睾，引腰脊，上冲心，唾出清水，及为哕噫，甚则入心，善忘善悲。神门绝，死不治。

帝曰：善。治之奈何？

岐伯曰：厥阴之复，治以酸寒，佐以甘辛，以酸泻之，以甘缓之。少阴之复，治以咸寒，佐以苦辛，以甘泻之，以酸收之，辛苦发之，以咸耎之。太阴之复，治以苦热，佐以酸辛，以苦泻之，燥之，泄之。少阳之复，治以咸冷，佐以苦辛，以咸耎之，以酸收之，辛苦发之。发不远热，无犯温凉。少阴同法。阳明之复，治以辛温，佐以苦甘，以苦泄之，以苦下之，以酸补之。太阳之复，治以咸热，佐以甘辛，以苦坚之。治诸胜复，寒者热之，热者寒之，温者清之；清者温之，散者收之，抑者散之，燥者润之，急者缓之，坚者耎之，脆者坚之，衰者补之，强者泻之。各安其气，必清必静，则病气衰去，归其所宗。此治之大体也。

帝曰：善。气之上下，何谓也？

岐伯曰：身半以上，其气三矣，天之分也，天气主之。身半以下，其气三矣，地之分也，地气主之。以名命气，以气命处，而言其病。半，所谓天枢也。故上胜而下俱病者，以地名之。下胜而上俱病者，以天名之。所谓胜至，报气屈伏而未发也。复至则不以天地异名，皆如复气为法也。

帝曰：胜复之动，时有常乎？气有必乎？

岐伯曰：时有常位，而气无必也。

帝曰：愿闻其道也。

岐伯曰：初气终三气，天气主之，胜之常也。四气尽终气，地气主之，复之常也。有胜则复，无胜则否。

帝曰：善。复已而胜，何如？

岐伯曰：胜至则复，无常数也，衰乃止耳。复已而胜，不复则害，此伤生也。

帝曰：复而反病，何也？

岐伯曰：居非其位，不相得也。大复其胜，则主胜之，故反病也。所谓火燥热也。

帝曰：治之何如？

岐伯曰：夫气之胜也，微者随之，甚则制之；气之复也，和者平之，暴者夺之。皆随胜气，安其屈伏，无问其数，以平为期。此其道也。

帝曰：善。客主之胜复，奈何？

岐伯曰：客主之气，胜而无复也。

帝曰：其逆从，何如？

岐伯曰：主胜逆，客胜从，天之道也。

帝曰：其生病，何如？

岐伯曰：厥阴司天，客胜则耳鸣掉眩，甚则咳；主胜则胸胁痛，舌难以言。少阴司天，客胜则鼽嚏，颈项强，肩背瞀热，头痛少气，发热，耳聋目瞑，甚则胕肿血溢，疮疡咳喘；主胜则心热烦躁，甚则胁痛支满。太阴司天，客胜则首面胕肿，呼吸气喘；主胜则胸腹满，食已而瞀。少阳司天，客胜则丹胗外发，及为丹熛疮疡，呕逆喉痹，头痛嗌肿，耳聋血溢，内为瘛疭；主胜则胸满，咳，仰息，甚而有血，手热。阳明司天，清复内余，则咳衄嗌塞，心鬲中热，咳不止，面白血出者死。太阳司天，客胜则胸中不利，出清涕，感寒则咳；主胜则喉嗌中鸣。厥阴在泉，客胜则大关节不利，内为痉强拘瘛，外为不便；主胜则筋骨繇并，腰腹时痛。少阴在泉，客胜则腰痛，尻股膝髀腨骱足病，瞀热以酸，胕肿不能久立，溲便变；主胜则厥气上行，心痛发热，鬲中众痹皆作，发于胠胁，魄汗不藏，四逆而起。太阴在泉，客胜则足痿下重，便溲不时，湿客下焦，发而濡泻，及为肿，隐曲之疾；主胜则寒气逆满，食饮不下，甚则为疝。少阳在泉，客胜则腰腹痛，而反恶寒，甚则下白、溺白；主胜则热反上行，而客于心，心痛发热，格中而呕。少阴同候。阳明在泉，客胜则清气动下，少腹坚满，而数便泻；主胜则腰重腹痛，少腹生寒，下为鹜溏，则寒厥于肠，上冲胸中，甚则喘，不能久立。太阳在泉，寒复内余，则腰尻痛，屈伸不利，股胫足膝中痛。

帝曰：善。治之奈何？

岐伯曰：高者抑之，下者举之，有余折之，不足补之。佐以所利，和以所宜。必安其主客，适其寒温。同者逆之，异者从之。

帝曰：治寒以热，治热以寒。气相得者逆之，不相得者从之。余以知之矣。其于正味，何如？

岐伯曰：木位之主，其泻以酸，其补以辛。火位之主，其泻以甘，其补以咸。土位之主，其泻以苦，其补以甘。金位之主，其泻以辛，其补以酸。水位之主，其泻以咸，其补以苦。

厥阴之客，以辛补之，以酸泻之，以甘缓之。

少阴之客，以咸补之，以甘泻之，以酸收之。

太阴之客，以甘补之，以苦泻之，以甘缓之。

少阳之客，以咸补之，以甘泻之，以咸耎之。

阳明之客，以酸补之，以辛泻之，以苦泄之。

太阳之客，以苦补之，以咸泻之，以苦坚之，以辛润之。开发腠理，致津液，通气也。

帝曰：善。愿闻阴阳之三也，何谓？

岐伯曰：气有多少，异用也。

帝曰：阳明，何谓也？

岐伯曰：两阳合明也。

帝曰：厥阴，何也？

岐伯曰：两阴交尽也。

帝曰：气有多少，病有盛衰，治有缓急，方有大小，愿闻其约奈何？

岐伯曰：气有高下，病有远近，证有中外，治有轻重，适其至所为故也。

《大要》曰：君一臣二，奇之制也；君二臣四，偶之制也；君二臣三，奇之制也；君二臣六，偶之制也。故曰：近者奇之，远者偶之，汗者不以奇，下者不以偶，补上治上制以缓，补下治下制以急，急则气味厚，缓则气味薄。适其至所，此之谓也。病所远，而中道气味乏者，食而过之，无越其制度也。是故平气之道，近而奇偶，制小其服也。远而奇偶，制大其服也。大则数少，小则数多。多则九之，少则二之。奇之不去则偶之，是谓重方。偶之不去，则反佐以取之，所谓寒热温凉，反从其病也。

帝曰：善。病生于本，余知之矣。生于标者，治之奈何？

岐伯曰：病反其本，得标之病；治反其本，得标之方。

帝曰：善。六气之胜，何以候之？

岐伯曰：乘其至也，清气大来，燥之胜也，风木受邪，肝病生焉。热气大来，火之胜也，金燥受邪，肺病生焉。寒气大来，水之胜也，火热受邪，心病生焉。湿气大来，土之胜也，寒水受邪，肾病生焉。风气大来，木之胜也，土湿受邪，脾病生焉。所谓感邪而生病也。乘年之虚，则邪甚也。失时之和，亦邪甚也。遇月之空，亦邪甚也。重感于邪，则病危矣。有胜之气，其必来复也。

帝曰：其脉至，何如？

岐伯曰：厥阴之至其脉弦，少阴之至其脉钩，太阴之至其脉沉，少阳之至大而浮，阳明之至短而涩，太阳之至大而长。至而和则平，至而甚则病，至而反者病，至而不至者病，未至而至者病，阴阳易者危。

帝曰：六气标本，所从不同，奈何？

岐伯曰：气有从本者，有从标本者，有不从标本者也。

帝曰：愿卒闻之。

岐伯曰：少阳、太阴从本，少阴、太阳从本从标，阳明、厥阴，不从标本，从乎中也。故从本者，化生于本；从标本者，有标本之化；从中者，以中气为化也。

帝曰：脉从而病反者，其诊何如？

岐伯曰：脉至而从，按之不鼓，诸阳皆然。

帝曰：诸阴之反，其脉何如？

岐伯曰：脉至而从，按之鼓甚而盛也。

是故百病之起，有生于本者，有生于标者，有生于中气者。有取本而得者，有取标而得者，有取中气而得者，有取标本而得者，有逆取而得者，有从取而得者。逆，正顺也；若顺，逆也。故曰：知标与本，用之不殆，明知顺逆，正行无问。此之谓也。不知是者，不足以言诊，足以乱经。故《大要》曰：粗工嘻嘻，以为可知，言热未已，寒病复始。同气异形，迷诊乱经。此之谓也。夫标本之道，要而博，小而大，可以言一，而知百病之害。言标与本，易而勿损；察本与标，气可令调。明知胜复，为万民式。天之道，毕矣。

帝曰：胜复之变，早晏何如？

岐伯曰：夫所胜者，胜至已病，病已愠愠，而复已萌也。夫所复者，胜尽而起，得位而甚。胜有微甚，复有少多。胜和而和，胜虚而虚。天之常也。

帝曰：胜复之作，动不当位，或后时而至，其故何也？

岐伯曰：夫气之生，与其化衰盛异也。寒暑温凉，盛衰之用，其在四维。故阳之动，始于温，盛于暑；阴之动，始于清，盛于寒。春夏秋冬，各差其分。故《大要》曰：彼春之暖，为夏之暑，彼秋之忿，为冬之怒，谨按四维，斥候皆归，其终可见，其始可知。此之谓也。

帝曰：差有数乎？

岐伯曰：又凡三十度也。

帝曰：其脉应，皆何如？

岐伯曰：差同正法，待时而去也。《脉要》曰：春不沉，夏不弦，冬不涩，秋不数，是谓四塞。沉甚曰病，弦甚曰病，涩甚曰病，数甚曰病；参见曰病，复见曰病；未去而去曰病，去而不去曰病，反者死。故曰：气之相守司也，如权衡之不得相失也。夫阴阳之气，清静则生化治，动则苛疾起。此之谓也。

帝曰：幽明何如？

岐伯曰：两阴交尽故曰幽，两阳合明故曰明，幽明之配，寒暑之异也。

帝曰：分至何如？

岐伯曰：气至之谓至，气分之谓分，至则气同，分则气异。所谓天地之正纪也。

帝曰：夫子言春秋气始于前，冬夏气始于后，余已知之矣。然六气往复，主岁不常也，其补泻奈何？

岐伯曰：上下所主，随其攸利，正其味，则其要也，左右同法。《大要》曰：少阳之主，先甘后咸；阳明之主，先辛后酸；太阳之主，先咸后苦；厥阴之主，先酸后辛；少阴之主，先甘后咸；太阴之主，先苦后甘。佐以所利，资以所生，是谓得气。

帝曰：善。夫百病之生也，皆生于风寒暑湿燥火，以之化之变也。经言盛者泻之，虚者补之。余锡以方士，而方士用之，尚未能十全，余欲令要道必行，桴鼓相应，犹拔刺雪污，工巧神圣，可得闻乎？

岐伯曰：审察病机，无失气宜，此之谓也。

帝曰：愿闻病机何如？

岐伯曰：诸风掉眩，皆属于肝。诸寒收引，皆属于肾。诸气膹郁，皆属于肺。诸湿肿满，皆属于脾。诸热瞀瘛，皆属于火。诸痛痒疮，皆属于心。诸厥固泄，皆属于下。诸痿喘呕，皆属于上。诸禁鼓慄，如丧神守，皆属于火。诸痉项强，皆属于湿。诸逆冲上，皆属于火。诸胀腹大，皆属于热。诸躁狂越，皆属于火。诸暴强直，皆属于风。诸病有声，鼓之如鼓，皆属于热。诸病胕肿，疼酸惊骇，皆属于火。诸转反戾，水液浑浊，皆属于热。诸病水液，澄澈清冷，皆属于寒。诸呕吐酸，暴注下迫，皆属于热。故《大要》曰：谨守病机，各司其属，有者求之，无者求之，盛者责之，虚者责之，必先五胜，疏其血气，令其调达，而致和平。此之谓也。

帝曰：善。五味阴阳之用，何如？

岐伯曰：辛甘发散为阳，酸苦涌泄为阴，咸味涌泄为阴，淡味渗泄为阳。六者，或收或散，或缓或急，或燥或润，或耎或坚，以所利而行之，调其气，使其平也。

帝曰：非调气而得者，治之奈何？有毒无毒，何先何后？愿闻其道。

岐伯曰：有毒无毒，所治为主，适大小为制也。

帝曰：请言其制。

岐伯曰：君一臣二，制之小也；君一臣三佐五，制之中也；君一臣三佐九，制之大也。寒者热之，热者寒之，微者逆之，甚者从之，坚者削之，客者除之，劳者温之，结者散之，留者攻之，燥者濡之，急者缓之，散者收之，损者温之，逸者行之，惊者平之，上之下之，摩之浴之，薄之劫之，开之发之，适事为故。

帝曰：何谓逆从？

岐伯曰：逆者正治，从者反治，从少从多，观其事也。

帝曰：反治何谓？

岐伯曰：热因热用，寒因寒用，塞因塞用，通因通用。必伏其所主，而先其所因。其始则同，其终则异。可使破积，可使溃坚，可使气和，可使必已。

帝曰：善。气调而得者，何如？

岐伯曰：逆之，从之，逆而从之，从而逆之，疏气令调，则其道也。

帝曰：善。病之中外何如？

岐伯曰：从内之外者调其内；从外之内者治其外；从内之外而盛于外者，先调其内而后治其外；从外之内而盛于内者，先治其外而后调其内；中外不相及则治主病。

帝曰：善。火热复，恶寒发热，有如疟状，或一日发，或间数日发，其故何也？

岐伯曰：胜复之气，会遇之时，有多少也。阴气多而阳气少，则其发日远；阳气多而阴气少，则其发日近。此胜复相薄，盛衰之节。疟亦同法。

帝曰：《论》言治寒以热，治热以寒，而方士不能废绳墨而更其道也。有病热者寒之而热，有病寒者热之而寒，二者皆在，新病复起，奈何治？

岐伯曰：诸寒之而热者取之阴，热之而寒者取之阳，所谓求其属也。

帝曰：善。服寒而反热，服热而反寒，其故何也？

岐伯曰：治其王气，是以反也。

帝曰：不治王而然者何也？

岐伯曰：悉乎哉问也！不治五味属也。夫五味入胃，各归所喜，故酸先入肝，苦先入心，甘先入脾，辛先入肺，咸先入肾。久而增气，物化之常也。气增而久，夭之由也。

帝曰：善。方制君臣何谓也？

岐伯曰：主病之谓君，佐君之谓臣，应臣之谓使，非上中下三品之谓也。

帝曰：三品何谓？

岐伯曰：所以明善恶之殊贯也。

帝曰：善。病之中外何如？

岐伯曰：调气之方，必别阴阳，定其中外，各守其乡。内者内治，外者外治，微者调之，其次平之，盛者夺之，汗之下之，寒热温凉，衰之以属，随其攸利。谨道如法，万举万全，气血正平，长有天命。

帝曰：善。

素问·脏气法时论

黄帝问曰: 合人形以法四时五行而治, 何如而从? 何如而逆? 得失之意, 愿闻其事。

岐伯对曰: 五行者, 金木水火土也, 更贵更贱, 以知死生, 以决成败, 而定五脏之气, 间甚之时, 死生之期也。

帝曰: 愿卒闻之。

岐伯曰: 肝主春, 足厥阴少阳主治, 其日甲乙; 肝苦急, 急食甘以缓之。心主夏, 手少阴太阳主治, 其日丙丁; 心苦缓, 急食酸以收之。脾主长夏, 足太阴阳明主治, 其日戊己; 脾苦湿, 急食苦以燥之。肺主秋, 手太阴阳明主治, 其日庚辛, 肺苦气上逆, 急食苦以泄之。肾主冬, 足少阴太阳主治, 其日壬癸, 肾苦燥, 急食辛以润之, 开腠理, 致津液, 通气也。

病在肝, 愈于夏; 夏不愈, 甚于秋; 秋不死, 持于冬, 起于春, 禁当风。肝病者, 愈在丙丁; 丙丁不愈, 加于庚辛; 庚辛不死, 持于壬癸, 起于甲乙。肝病者, 平旦慧, 下晡甚, 夜半静。肝欲散, 急食辛以散之, 用辛补之, 酸泻之。

病在心, 愈在长夏; 长夏不愈, 甚于冬; 冬不死, 持于春, 起于夏, 禁温食热衣。心病者, 愈在戊己; 戊己不愈, 加于壬癸; 壬癸不死, 持于甲乙, 起于丙丁。心病者, 日中慧, 夜半甚, 平旦静。心欲耎, 急食咸以耎之, 用咸补之, 甘泻之。

病在脾, 愈在秋; 秋不愈, 甚于春; 春不死, 持于夏, 起于长夏, 禁温食饱食, 湿地濡衣。脾病者, 愈在庚辛; 庚辛不愈, 加于甲乙; 甲乙不死, 持于丙丁, 起于戊己。脾病者, 日昳慧, 日出甚, 下晡静。脾欲缓, 急食甘以缓之, 用苦泻之, 甘补之。

病在肺, 愈在冬; 冬不愈, 甚于夏; 夏不死, 持于长夏, 起于秋; 禁寒饮食、寒衣。肺病者，愈在壬癸；壬癸不愈，加于丙丁；丙丁不死，持于戊己，起于庚辛。肺病者，下晡慧，日中甚，夜半静。肺欲收，急食酸以收之，用酸补之，辛泻之。

病在肾，愈在春；春不愈，甚于长夏；长夏不死，持于秋，起于冬；禁犯焠㶽热食温炙衣。肾病者，愈在甲乙；甲乙不愈，甚于戊己；戊己不死，持于庚辛，起于壬癸。肾病者，夜半慧，四季甚，下晡静。肾欲坚，急食苦以坚之，用苦补之，咸泻之。

夫邪气之客于身也，以胜相加，至其所生而愈，至其所不胜而甚，至于所生而持，自得其位而起。必先定五脏之脉，乃可言间甚之时，死生之期也。

肝病者，两胁下痛引少腹，令人善怒，虚则目䀮䀮无所见，耳无所闻，善恐，如人将捕之。取其经，厥阴与少阳，气逆，则头痛耳聋不聪颊肿。取血者。

心病者，胸中痛，胁支满，胁下痛，膺背肩胛间痛，两臂内痛，虚则胸腹大，胁下与腰相引而痛。取其经，少阴太阳，舌下血者。其变病，刺郄中血者。

脾病者，身重善肌，肉痿，足不收，行善瘛，脚下痛，虚则腹满肠鸣，飧泄食不化，取其经，太阴阳明少阴血者。

肺病者，喘咳逆气，肩背痛，汗出尻阴股膝髀腨胻足皆痛，虚则少气不能报息，耳聋嗌干，取其经，太阴足太阳之外厥阴内血者。

肾病者，腹大胫肿，喘咳身重，寝汗出憎风，虚则胸中痛，大腹小腹痛，清厥意不乐，取其经，少阴太阳血者。

肝色青，宜食甘，粳米牛肉枣葵皆甘。心色赤，宜食酸，小豆犬肉李韭皆酸。肺色白，宜食苦，麦羊肉杏薤皆苦。脾色黄，宜食咸，大豆豕肉栗藿皆咸。肾色黑，宜食辛，黄黍鸡肉桃葱皆辛。辛散，酸收，甘缓，苦坚，咸软。

毒药攻邪，五谷为养，五果为助，五畜为益，五菜为充，气味合而服之，以补精益气。此五者，有辛酸甘苦咸，各有所利，或散或收，或缓或急，或坚或耎，四时五脏，病随五味所宜也。

灵枢·阴阳系日月

黄帝曰：余闻天为阳，地为阴，日为阳，月为阴，其合之于人，奈何？

岐伯曰：腰以上为天，腰以下为地，故天为阳，地为阴。故足之十二经脉，以应十二月，月生于水，故在下者为阴；手之十指，以应十日，日主火，故在上者为阳。

黄帝曰：合之于脉，奈何？

岐伯曰：寅者，正月之生阳也，主左足之少阳；未者，六月，主右足之少阳；卯者，二月，主左足之太阳；午者，五月，主右足之太阳；辰者，三月，主左足之阳明；巳者，四月，主右足之阳明。此两阳合明，故曰阳明。申者，七月之生阴也，主右足之少阴；丑者，十二月，主左足之少阴；酉者，八月，主右足之太阴；子者，十一月，主左足之太阴；戌者，九月，主右足之厥阴；亥者，十月，主左足之厥阴。此两阴交尽，故曰厥阴。

甲主左手之少阳，己主右手之少阳。乙主左手之太阳，戊主右手之太阳。丙主左手之阳明，丁主右手之阳明。此两火并合，故为阳明。庚主右手之少阴，癸主左手之少阴。辛主右手之太阴，壬主左手之太阴。

故足之阳者，阴中之少阳也；足之阴者，阴中之太阴也。手之阳者，阳中之太阳也；手之阴者，阳中之少阴也。腰以上者为阳，腰以下者为阴。其于五脏也，心为阳中之太阳，肺为阳中之少阴，肝为阴中之少阳，脾为阴中之至阴，肾为阴中之太阴。

黄帝曰：以治之，奈何？

岐伯曰：正月、二月、三月，人气在左，无刺左足之阳；四月、五月、六月，人气在右，无刺右足之阳。七月、八月、九月，人气在右，无刺右足之阴；十月、十一月、十二月，人气在左，无刺左足之阴。

黄帝曰：五行以东方为甲乙木王春。春者，苍色，主肝，肝者，足厥阴也。今乃以甲为左手之少阳，不合于数何也？

岐伯曰：此天地之阴阳也，非四时五行之以次行也。且夫阴阳者，有名而无形，故数之可十，离之可百，散之可千，推之可，此之谓也。

主要参考书目

《黄帝内经》

《四圣心源》

《周易译注》（黄寿祺，张善文译注，上海：上海古籍出版社，2007）

《说文解字》

《汉书》

《淮南子》

《庄子》

《医宗金鉴》

《道德经》

《类经图翼》

《文始经》